运动按摩指南

提升运动表现的按摩实践技法

[美] 迈克尔·麦吉利卡迪（Michael McGillicuddy）著　朱宸铄 译

U0300017

人民邮电出版社

北　京

图书在版编目（CIP）数据

运动按摩指南：提升运动表现的按摩实践技法 /
（美）迈克尔·麦吉利卡迪（Michael McGillicuddy）著；
朱宸铄 译. — 北京：人民邮电出版社，2018.8
ISBN 978-7-115-48516-8

Ⅰ. ①运… Ⅱ. ①迈… ②朱… Ⅲ. ①按摩—指南
Ⅳ. ①R454.4-62

中国版本图书馆CIP数据核字(2018)第109640号

免责声明

本书内容旨在为大众提供有用的信息。所有材料（包括文本、图形和图像）仅供参考，不能用于对特定疾病或症状的医疗诊断、建议或治疗。所有读者在针对任何一般性或特定的健康问题开始某项锻炼之前，均应向专业的医疗保健机构或医生进行咨询。作者和出版商都已尽可能确保本书技术上的准确性以及合理性，且并不特别推崇任何治疗方法、方案、建议或本书中的其他信息，并特别声明，不会承担由于使用本出版物中的材料而遭受的任何损伤所直接或间接产生的与个人或团体相关的一切责任、损失或风险。

内 容 提 要

运动按摩能够帮助运动员增强训练效果，从伤病中快速恢复以及提升运动表现，让运动员始终保持良好的状态并为每一次运动做好准备。在本书中，享誉全球的运动按摩专家迈克尔·麦吉利卡迪基于他为备战奥运会的优秀运动员服务的经验，向读者展示了运动按摩技术的基础知识和实际操作。在运动按摩技术的基础学习篇，本书带领读者认识运动按摩技术，了解所需设施、人体肌肉知识和赛前、赛后按摩流程。在运动按摩技术的实操应用篇，本书通过高清彩图和分步图解，带领读者学习拉伸的动作，以及赛前按摩、赛后按摩、恢复按摩的技法和特定运动专项常见伤病及其处理方法。对于专业按摩师、教练、运动员和健身爱好者来说，本书都是一本科学、全面、系统的运动按摩技法指导书。

◆ 著　　　[美]迈克尔·麦吉利卡迪（Michael McGillicuddy）
　　译　　　朱宸铄
　　责任编辑　李 璇
　　责任印制　周昇亮
◆ 人民邮电出版社出版发行　　北京市丰台区成寿寺路 11 号
　　邮编　100164　　电子邮件　315@ptpress.com.cn
　　网址　http://www.ptpress.com.cn
　　北京九州迅驰传媒文化有限公司印刷
◆ 开本：700×1000　1/16
　　印张：11.75　　　　　　　2018 年 8 月第 1 版
　　字数：183 千字　　　　　2024 年 12 月北京第 16 次印刷
　　著作权合同登记号　图字：01-2016-10040 号

定价：88.00 元

读者服务热线：(010)81055296　印装质量热线：(010)81055316
反盗版热线：(010)81055315
广告经营许可证：京东市监广登字 20170147 号

本书献给我的妻子谢琳·麦吉利卡迪，没有她的爱和辛勤的工作，就没有我今天的成就。此外，感谢26年来帮助我获得并精通运动按摩艺术和科学所需知识的所有伟大的老师。

目　录

译者序

"职业体育"，对于大多数人来讲，曾是颇为陌生的词语。在网球选手李娜征战国际赛场，不断创造历史，两次夺得大满贯的过程中，很多人才逐渐关注并了解职业体育。然而大多数人不知道的是，她的成功源自她个人的努力拼搏，但更离不开背后专业团队的付出和保障！

2017年我有幸作为国家高尔夫球队训练师陪同两位选手（张新军和窦泽成）在海外征战美国职业高尔夫赛场，再次开启国人对职业体育的探索之路。团队足迹踏遍了小半个地球，又走遍了美国15个州20多个城市，几乎每周一个新地方、一个新比赛。选手们需要克服时差和作息、气候、环境、饮食等方面的变化，保持健康的身体和积极的心态来应对每场比赛，连续9个月，着实不易。幸运的是，他们拿到了美国职业高尔夫球巡回赛（PGA TOUR）全卡资格，创造了中国高球历史。如此佳绩的获得，和体能康复团队科学有效的身体保障工作分不开。

而来到更高的PGA TOUR舞台，赛事官方对于球员的身体保护更加重视。赛事专门准备了两个超大型的神秘房车，一个标有"GLOF PERFORMANCE"（用于球员的体能训练），另一个标有"ME"（用于球员的理疗按摩），它们跟随赛事移动。房车内部的陈设非常简单，只有一些普通训练工具和几张按摩床。然而，这里真正的"神秘宝贝"是每天为球员进行身体康复的赛事理疗师。每到练习轮及赛后，理疗师便开始忙碌，帮助球员进行拉伸、恢复按摩、手法治疗以及身体肌肉激活，以尽快让球员找到身体平衡和幸福感。这些理疗师大多有着10年以上的赛事服务经验，各个手艺高超、身怀绝技，他们服务过的运动员中不乏身价过亿的大牌球星，泰格·伍兹、麦克罗伊、米克尔森……他们可谓有着冠军背后的"魔法之手"。

由此可见，提升运动表现的按摩手法是帮助职业选手在赛场上取胜的重要武器之一。奔波的旅程、漫长的巡回赛、紧密的赛事排列、激烈的角逐、难度系数较高的比赛环境要求选手以最健康、良好的身体和精神状态去应战。如何调整选手赛前的身体状态，如何快速有效地帮助球员缓解身体疲劳，如何应对突发的急性损伤，如何与球员进行赛前沟通和对球员进行赛后"心理按摩"，都有着深奥的学问以及可循的实践方法。

本书作者迈克尔·麦吉利卡迪同样是位资深的职业巡回赛理疗师，帮助过众多奥运选手和优秀运动员。他基于多年的实践经验和相关的知识体系写成这本书。并用简约、清晰的语言文字将内容呈现出来，翻阅一二，让人受益匪浅。我很荣幸成为这本大师之作的译者，尝试通过清晰、准确的翻译，将这本经典之作的简体中文版呈现给各位学习者、实践者。

理疗师、训练师可以将其作为全面、系统地介绍手法的工具书，康复专业学生可以将其作为物理治疗技术的学习教材，体育老师、健身教练可以将其作为有效帮助学员进行身体恢复的操作指南，父母可以将其作为帮助孩子调理身体健康、处理急慢性损伤的运动科普读物。总之，无论你是什么身份，只要想了解科学的身体恢复方法，这本书都能提供指导。

最后，致敬那些奋战在一线、在金牌和奖杯背后默默付出的队医、理疗师、训练师们。他们用温柔的双手帮助患者告别疼痛，用娴熟的技艺挽救选手于伤病退役的边缘，用兢兢业业的付出创造一个又一个体坛奇迹。再次向慷慨分享宝贵经验的迈克尔·麦吉利卡迪致敬，向尽职尽责的队医、理疗师、训练师、物理治疗师们致敬！

朱宸铄

2018年3月15日

在线视频访问说明

本书提供部分动作练习的在线视频，您可通过微信"扫一扫"，扫描书中的二维码进行观看。

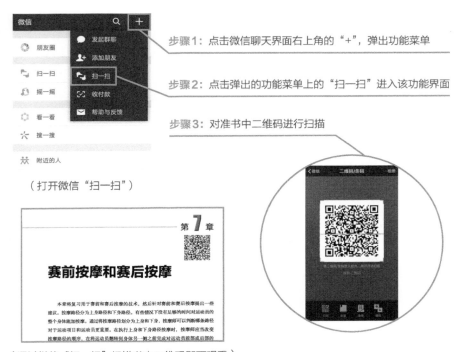

（打开微信"扫一扫"）

（通过微信"扫一扫"扫描书中二维码即可观看）

- 如果您已关注微信公众号"动动吧"，扫描后可直接观看该动作练习对应的在线视频；
- 如果您未关注微信公众号"动动吧"，扫描后会出现"动动吧"的二维码。请根据说明关注"动动吧"，并点击"资源详情"，即可观看视频。
- ▶ 书中有⏵标识的动作练习配有对应在线视频。
- ▶ 本书提供的视频均通过扫描同一二维码进行观看。为方便读者使用，本书将在配有视频的动作练习所在章的首页（第91页、第119页和第149页）提供该二维码，读者扫描任意一处二维码后即可获得动作练习视频目录，按需进行观看。
- ▶ 视频有效期截至2023年6月。

人体主要肌肉图

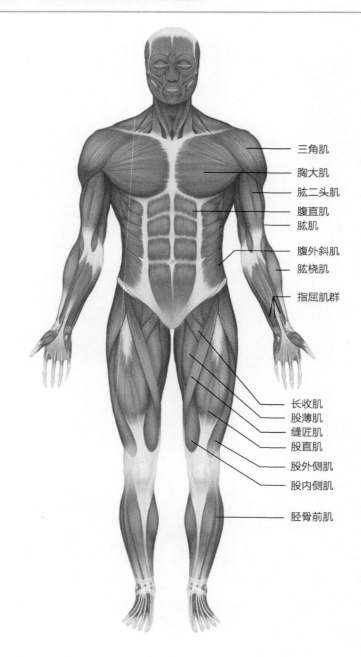

三角肌

胸大肌

肱二头肌

腹直肌

肱肌

腹外斜肌

肱桡肌

指屈肌群

长收肌

股薄肌

缝匠肌

股直肌

股外侧肌

股内侧肌

胫骨前肌

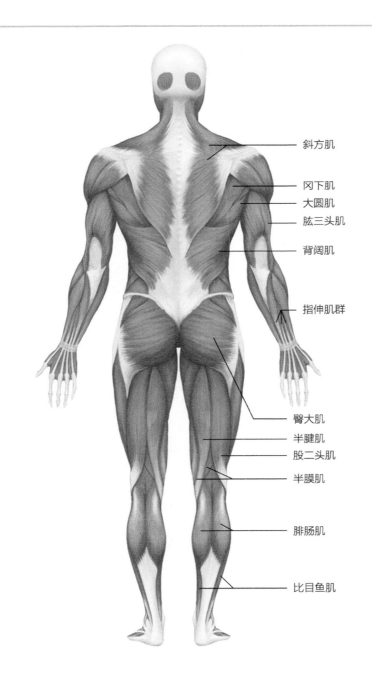

斜方肌

冈下肌
大圆肌
肱三头肌

背阔肌

指伸肌群

臀大肌
半腱肌
股二头肌
半膜肌

腓肠肌

比目鱼肌

第1部分

运动按摩技术
基础学习篇

第 **1** 章

运动按摩的介绍

　　纵观历史，人们早就知道通过某种触摸可以帮助人们从运动和损伤中恢复。自文明诞生之日，按摩的实践就一直存在于地球上几乎所有的文明中。它可能起源于美洲土著人、非洲人、澳大利亚人和夏威夷人。来自诸如埃及、中国、日本和印度的许多古代文明的记录显示，按摩已经被纳入日常生活。最早的西方按摩是由希腊人和罗马人进行实践的。他们建成的集按摩、温泉和浴室于一体的健身房，以及他们的运动和锻炼习惯，都是他们文化的一部分。希腊人最先建造了体育馆，用以促进他们的军事和运动训练。在被罗马人击败之后，他们继续建造体育馆，并强调其对身体健康和社会发展的重要作用。

　　许多现存的有关按摩治疗的历史资料显示，佩尔·亨利克·林（1776~1839）是现代按摩之父和物理治疗之父。林开发了自己特有的医疗运动、训练和按摩体系，也就是广为人知的瑞典按摩（Swedish Massage）。林的按摩体系主要应用于减缓酸痛，改善血液循环，减少肌肉紧张，恢复关节活动度等方面。

　　在20世纪80年代，一个名叫杰克·米格尔的人成为美国运动按摩领域的领导者。杰克是美国奥运马术队官方按摩治疗师，并为美国国家橄榄球联盟的许多运动员提供服务。在那个时候，很多医学专家都质疑运动按摩疗法的作用。杰克花费很多年时间学习和掌握人体科学及人体按摩方面的知识。虽然如此，他却经常听别人议论说运动按摩的效果纯粹是心理层面的，于是他决定将运动按摩运用到马身上，从而证明运动按摩的效果并不仅仅是心理层面的。结果，在1976年的奥运会上，美国马术队获得了两块金牌和一块银牌。这次奥运会的成功，使杰克获得了为许多按摩治疗专业组织进行运动按摩方面的演讲的机会。

亲身经历让杰克充分相信，专业运动员可以通过运动按摩技术的恰当应用来发展他们的事业。在他与帕特·鲍顿共同撰写的《运动按摩》一书的序言中有这样一段话："无论你进行哪项运动，运动按摩将带给你20%额外的表现提升、额外的保护和额外的时间，每场比赛，每个赛季，对每个人的职业生涯来说，都是如此。"他的解释是，运动按摩的正确运用应该允许运动员进行充分的运动而毫不费力。通常，运动中最大的限制来源于在肌肉群越过关节时由拮抗肌肌群所产生的内部阻力。随着运动员年龄的增加，这种内部肌肉阻力也会逐渐增加，导致运动效率变低。杰克的运动按摩技术旨在消除尽可能多的内部肌肉阻力。如此一来，运动员的体能得到恢复，可以持续地在高水平的比赛中有出色表现。

在美国运动按摩史上，另一个标志性人物是艾伦·L.马特斯。一直以来，艾伦常在国际性医疗研讨会和按摩治疗学术会议上发表拉伸治疗技术方面的演讲。他花费毕生精力研究体育竞技、体育和健康教育、运动康复、运动训练、运动医学和损伤预防。艾伦开发了一种被称为"主动分离拉伸（active isolated stretching）"的拉伸方法，并通过45年的研究和使用熟练掌握了该方法。"主动分离拉伸"能够分离人体中每个主要关节的肌肉群。这种拉伸方法需要运动员主动地重复一个动作，不断提升关节活动度直到达到最大范围。

由于拥有众多优秀的从业者，运动按摩在美国已经演变成为了一种专业技术。杰克·米格尔和艾伦·马特斯等人都喜欢将按摩技术、拉伸技术和身体练习结合在一起，来提高运动按摩治疗的有效性。这些核心原则构成了当今运动按摩的艺术与科学。

运动按摩的定义

在美国的大多数州内，从事运动按摩相关的职业都需要持有执照，但是不同的州在法律规定上有所不同。一些州要求从业者接受过 1000 小时的相关教育，而其他州的要求则是 500 小时。在需要持照从业的州内，按摩学习者必须要通过书面考试，才能够获得执照。事实上，运动按摩本身在任何州内都不是持照专业，但持照按摩治疗师要想从事运动按摩方向的工作，就必须进行继续教育以获得这一专业的证书。通常，在这些继续教育课程中，潜在的从业者将能够了解运动按摩的实践范围。

运动按摩的定义有很多，我认为，运动按摩是通过使用不同的按摩手法、水疗、关节活动度练习、柔韧性练习和力量训练，帮助运动员达到特定的目标。运动按摩的实际应用要求从业者了解各个基本概念，并能够通过使用合适的手法来达到目的。

运动按摩的流程

从初诊开始，经过按摩，到治疗结束，在这一过程中，按摩师需要对运动员的安全、整个过程的舒适和礼貌以及治疗的有效性负责。大多数运动按摩都需要运动员先填写按摩初诊方面的信息（见第 6 页至第 7 页的图 1.1），例如，运动员的专项、身体的哪个部位需要按摩，以及运动员正在经受什么程度的疼痛。运动员对相关信息也应知情，因此按摩师应该向运动员解释他身体的什么部位将会被按摩，治疗方案是什么以及运动员在治疗期间的感受是怎样的。

大多数表格都附有待标记的全身图，包括身体右侧、前侧、后侧和左侧视图。如果全身疼痛，就使用宽铅笔圈出图上的整个部位。如果只是局部疼痛，就在图上使用小点或字母 X 来标识疼痛部位。

在进行任何运动按摩之前，按摩师都应该与运动员进行简短沟通。进行沟通最重要的目的是确定按摩的目标。通常，目标由运动员前来按摩的时间决定，可以是赛前按摩、赛中按摩、赛后按摩、恢复按摩或者保养按摩。按摩师还应该考虑运动员填写的按摩初诊信息，以确定更具体的目标。目标确定后，按摩师应当使用自己拥有的所有专业技能来达成该结果。

客户姓名：_____

生日：_____/_____/_____性别：男_____女_____

国家：_____城市：_____邮编：_____

详细住址：_____

电话：家庭电话_____工作电话_____手机号码_____

紧急联系人姓名：_____电话：_____

你曾经接受过按摩治疗吗？❑ 是 ❑ 否

你参与的运动项目：_____

医疗信息

如果以下描述符合您当前的情况，请选择"是"；如果不符合，请选择"否"。

❑ 是　❑ 否　怀孕

❑ 是　❑ 否　糖尿病：类型_____

❑ 是　❑ 否　中风

❑ 是　❑ 否　椎盘或脊柱问题

❑ 是　❑ 否　是否容易出现瘀伤

❑ 是　❑ 否　心脏病（请具体描述：_____）

❑ 是　❑ 否　癌症（请具体描述：_____）

❑ 是　❑ 否　过敏（请具体描述：_____）

❑ 是　❑ 否　关节炎（请具体描述：_____）

❑ 是　❑ 否　高血压

❑ 是　❑ 否　静脉曲张

❑ 是　❑ 否　头痛

❑ 是　❑ 否　血栓

❑ 是　❑ 否　骨质疏松症

你目前是否在接受医生的治疗？❑ 是 ❑ 否

医生姓名：_____医生电话：_____

诊断结果：_____诊断时间：_____

图1.1　按摩初诊表示例

治疗信息

请圈出身体不适的区域，并用X定位出局部不适部位。

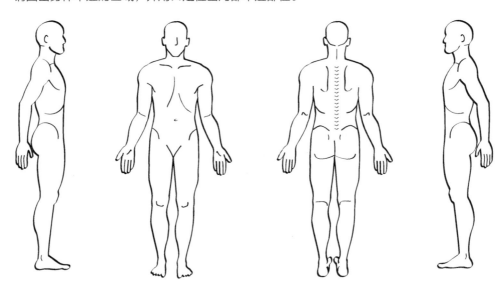

您是否感到不适（疼痛、麻木、刺痛或运动受限）？ □是 □否

如果是，您的不适部位在哪里？＿＿＿＿＿＿＿＿＿＿＿＿＿＿＿＿＿＿＿＿＿＿＿＿＿

这种不适从何时开始？＿＿＿＿＿＿＿＿＿＿＿＿＿＿＿＿＿＿＿＿＿＿＿＿＿＿＿＿＿＿

这种不适已至何种程度？ □ 轻微 □ 中等 □ 严重

您是否感到全身疼痛？□ 是 □ 否　如果是，在身体的哪个部位？＿＿＿＿＿＿＿＿＿＿

您是否会在运动时感到疼痛？□ 是 □ 否　如果是，在身体的哪个部位？＿＿＿＿＿＿＿

您是否会在被触摸时感到疼痛？□ 是 □ 否　如果是，在身体的哪个部位？＿＿＿＿＿＿

您是否会在静止时感到疼痛？□ 是 □ 否　如果是，在身体的哪个部位？＿＿＿＿＿＿＿

　　本人同意执业按摩师或受监督的学员为我提供按摩治疗。我自愿免除按摩师和学员在治疗过程中因我受伤或其他原因而引发的责任。我明确同意我所接受的按摩治疗方案，我知道这些按摩服务不能代替医学治疗。我已经对我个人的身体情况进行了充分的说明。

运动员签名：＿＿＿＿＿＿＿＿＿＿＿＿＿＿＿＿　　日期：＿＿＿＿＿＿＿＿＿＿＿＿＿＿＿

[源自：M. McGillicuddy, 2011, *Massage for Sport Performance* (Champaign, IL: Human Kinetics).]

然后，按摩师指导运动员躺在按摩台适当的位置上开始按摩。按摩师应该充分考虑运动员的舒适性。在按摩期间，按摩师可以应用矫形评估、力量测试、拉伸、水疗和按摩技术。大多数运动按摩需要运动员在按摩过程中移动身体。根据按摩类型的不同，在按摩过程中还经常用到油、润滑剂、霜剂或软膏。在运动按摩结束时，按摩师应该观察运动员是否有不适的迹象。如果有进行水疗、拉伸、强化治疗或其他治疗的需要，按摩师应在此时提出治疗的建议。

按摩师的角色

提供治疗服务的人在与另一人建立服务关系后，被提供服务者就有权利享受服务者提供的各种服务。在法律上也有规定，按摩师必须要对自己任何的不专业或不道德行为负责。因此，按摩师只能提供他们熟练掌握的按摩治疗。按摩师在按摩过程中的任何时候都应当保护运动员的隐私，并确保运动员感到舒适。

当人们有压力的时候，通常有两个反应会自然发生：一是他们的身体绷紧，二是他们屏住呼吸。这种情况通常被称为战斗或者逃跑综合症。如果说，身体绷紧和屏住呼吸是人们面对压力时的正常反应，按摩师则应该鼓励运动员在运动按摩过程中正常呼吸，放松身体。一般来说，当被要求在按摩台上放松的时候，运动员通常都会表示他们是放松的，然而当按摩师在他们身上一个疼痛部位按压时，他们通常会紧绷身体，并且屏住呼吸。在按摩期间，如果感觉到运动员绷紧身体，屏住呼吸，那么按摩师可以向运动员说明正在治疗的部位，并建议运动员正常呼吸，放松身体。

有时候，运动员在接受按摩时不自觉地绷紧身体，是因为按摩师的按压力度太大。在这种情况下，按摩师需要就按摩的力度与运动员进行沟通。在与运动员随时就不同部位的按压力度进行沟通的过程中，双方通常使用1至10级的疼痛量表。运动员如果报告1级疼痛，那么说明他几乎感觉不到按摩师的按摩。运动员如果报告10级疼痛，那么说明在按摩过程中，运动员处于极度疼痛的状态。当运动员在治疗期间绷紧身体且屏住呼吸的时候，治疗有效性会降低，同时他们可能报告代表更高疼痛级别的数字。屏住呼吸会限制氧气进入身体，而紧绷身体某一部位会限制血液在这个部位的流动，这两种情况都不利于缓解疼痛或治愈身体。

在按摩过程中，按摩力度保持在让运动员感觉到5至8级的疼痛是较为理想的状态。运动员感觉到的疼痛级别越高，他们就越有可能紧绷身体和屏住呼吸。一般来说，定期接受运动按摩的运动员，身体的协调性较好。当学着如何去呼吸和放松身体的不同部位的时候，他们学会了如何更好地控制自己的身体，也就能够在自己的运动领域做得更好。

运动员的角色

在许多运动中，运动员可能认为承认疼痛是一种软弱的表现。然而，在训练房里，不承认自己的疼痛反而对治疗不利。因此，运动员和按摩师之间应保持一种诚实的态度和关系，这是必不可少的。运动员如果不承认他们受过伤，或是不暴露自己伤病的严重程度，那么就很难获得准确的评估和正确的治疗方案。在治疗过程中，运动员也需要诚实报告治疗感受。运动按摩的目的就是要减少运动员身体的不适。运动员要诚实地说明自己的疼痛程度以及在按摩时疼痛增加或减少的程度，以便按摩师及时调整按摩方案，为运动员提供正确的治疗。

运动按摩开始时，运动员一般需要填写初诊表格。运动员必须诚实且准确地填写表格，以便按摩师准确地评估治疗方案。按摩师需要准确了解运动员哪些身体部位疼痛、这些问题何时形成以及疼痛的程度。

在运动按摩时，为了按摩技术的有效施行，运动员与按摩师的密切合作非常重要。通常来说，按摩师需要运动员在按摩期间以某种方式移动或放松自己。某项特定按摩技术可能需要运动员处于仰卧位。而另一项按摩技术可能需要运动员处于俯卧位或侧卧位。因此，在按摩治疗过程中，运动员可能需要视情况在不同时间换成不同的姿势。在肌肉拉伤的早期阶段，按摩师可以采用手掌按压等方法，对识别到的拉伤的确切位置进行按摩。随后运动员需要来回活动按摩部位的肌肉，以帮助该部位早期阶段瘢痕组织的形成。有些时候，在治疗过程中运动员需要放松身体的某个部位，以减少按摩对身体的入侵性。有时，运动员则需要移动肌肉或关节，以减少按摩技术带来的不适或校准肌肉纤维的走向。

在运动员接受运动按摩之后，后续治疗建议会依据按摩目的的不同而有所不同。如果是急性损伤阶段按摩治疗，后续治疗建议通常是冰疗，例如将扭伤的脚踝浸泡在冷水中，或是将冰袋敷在肩部。在运动按摩之后，冰敷能够降低炎症反应。如果按摩的目的是治疗触发点或触痛点，后续则推荐进行拉伸治疗。对触发点或触痛点进行拉伸，能够使肌肉重新伸展。在治疗拉伤和扭伤的按摩之后，推荐运动员进行提升治疗部位的关节活动度和增强该部位力量的练习作为后续治疗。对拉伤和扭伤部位进行主动的关节活动度练习和力量训练能够减少粘连的形成，并强化肌肉和关节。

按摩是一种非语言交流

从握手到拥抱，人们经常通过非语言信息进行交流。当有人在聚会或商务会议中，把他的手放在你的手上，你有没有立马感觉到不舒服？因为我们每个人都有自己的空间舒适区和触摸舒适区，所以大多数人对触摸比较敏感。我们不喜欢别人和我们交谈时与我们离得太近，有着对于距离感到舒适的区域，对于触摸亦是如此。即使我们对被触摸感觉到舒适，也可能对按摩时的触摸感到不适。按摩师必须对人们理解触摸的方式有所意识。按摩师需要思考的是自己的焦点和意图，它们会增强或减弱按摩的有效性。按摩师的手感与力度，对运动员有很大的影响。

运动员要想好得更快，他们就要准确地报告他们的治疗感受，并且要听从和遵守按摩师关于治疗的建议，这样才能够让他们更快地恢复，并投入到运动中去。当运动员选择接受治疗，他们一定是想要更好地恢复。在大多数情况下，运动员都希望他们能够得到更好的治疗，改善自己的身体状况，因为他们想要回到运动场上继续发光发热。他们这种想要变得更好的意志，能够帮助他们快速恢复健康。当运动员想要恢复健康的时候，他们在治疗期间和治疗之后就会更加配合按摩师，从而使治疗更加有效。

主要原则

　　了解运动员在运动之前、运动期间和运动之后的身体状态，可以让按摩师知道为什么运动按摩技术要以特定方式应用。在运动之前，运动员的身体通常处在正常体温。然后他们开始运动热身，他们的体温会升高，他们的呼吸频率会提高，他们的循环速率会加快，神经肌肉被激活，并且心理兴奋性会提高。他们参加体育活动并产生一定的身体疲劳，此后再进行运动后的放松。放松时必须让身体降温，呼吸频率减缓，血液循环变慢。在不同活动期间的按摩必须根据运动员身体上发生的变化而有所不同。

　　有时候，进行运动按摩并不是为了参加比赛，更多情况下是为了治疗某种损伤。运动员很可能在运动之前受伤，也有可能在运动中受伤。有一些损伤是急性损伤，有一些损伤是慢性损伤，还有一些损伤则需要进行手术及运动康复。在以上几种情况中，都需要施行不同类型的运动按摩。采用针对赛事的运动按摩，还是治疗运动损伤的按摩？按摩师如何确定最合适的按摩方式呢？

　　运动按摩最关键的四条原则是：时机、目的、技术和结果评估。按摩师必须要建立的第一个原则就是按摩时机。时机决定了目的，而目的决定了要采用的技术。在运动按摩完成之后，需要对按摩的有效性进行结果评估。让我们来仔细看看这些关键原则。

时机和目的

　　时机指的是为运动员进行运动按摩的时间点。运动按摩的六个时间类别为：赛前、赛中、赛后、恢复按摩、保养按摩和损伤治疗。在大部分按摩实践中，按摩时间对于结果并不重要，然而在运动按摩中，时间对于按摩效果的达成十分重要。按摩师必须要弄清楚，运动员未来要做什么、现在正在做什么以及过去做过什么，从而对运动员的按摩目的进行了解。运动按摩的时间决定了运动按摩的目的。

　　● **赛前按摩**：在运动员即将进行训练或比赛时进行的运动按摩。赛前运动按摩的目的是帮助运动员热身，增加肌肉血液循环，保持运动员的灵活性，并在训练或竞赛之前提供心理层面的提升。

- **赛中按摩**：在运动员训练或比赛期间进行的运动按摩。运动员当天还将迎来下一场训练或比赛。赛中运动按摩的目的基本上与赛前运动按摩相同，但是因为运动员已经训练或比赛过一次，按摩师必须考虑到疼痛、疲劳和任何已发生的损伤。

- **赛后按摩**：在运动员完成训练或比赛后，放松时进行的运动按摩。赛后运动按摩的目的是协助运动员放松，立即从训练或比赛中恢复过来，缓解肌肉痉挛，减少身体酸痛，增强静脉血液回流，促进淋巴引流。

- **恢复按摩**：这种运动按摩在运动员完成训练或比赛一天之后再进行。这种按摩的目的在于减少酸痛，恢复血液流量，增加关节活动度，促进淋巴引流并建立运动员自身的幸福感。

- **保养按摩**：这种按摩方式一般在非赛季或是运动员训练量较小的时候进行。如果有必要的话，这种按摩可以使用更深及较大力度的按摩。保养运动按摩的目的在于处理慢性损伤，缓解常见疼痛的症状，增加灵活性，增强力量，以及强化正确的神经通路。

- **损伤治疗**：在运动员受伤后进行的运动按摩。损伤治疗包括急性和慢性阶段的损伤的治疗、术前和术后的调理，以及损伤康复。损伤治疗运动按摩的目的是缓少软组织的肿胀，减少组织中的肌肉痉挛，恢复正确的神经肌肉模式，恢复柔韧性，以及增强运动员的力量和耐力。

常见技术

没有任何一种按摩技术能够满足所有的按摩意图。大部分的按摩师都是训练有素的专业人士，他们接受过各种形式的教育。本节将简要介绍运动按摩中使用的常见按摩技术，详细讨论不同技术的手法和效果。最常见的运动按摩技术包括轻叩按摩法、加压轻抚法、揉捏、摩擦、直按压力、按压、扩张按压、肌纤维交错摩擦、圆周摩擦、挤压和振颤、剥离、关节活动度技术以及拉伸。

- **圆周摩擦**：使用拇指、几根手指或整个手以圆周运动的方式对目标组织施加足够的压力。目的是加热身体的某个部位，分解可能已经在皮肤和肌肉之间形成的粘连，降低表层组织的敏感性，增加局部血流量，以便进行更深层次的按摩。

- **摩擦手法**：对肌肉组织施加压力，使得肌肉组织的一层在另一层上滑动。快速的摩擦手法可以刺激肌肉组织，缓慢的摩擦手法则可以抑制肌肉组织。摩擦手法还可以用于打破表面粘连，刺激和提高皮肤温度。

- **挤压和振颤手法**：抓住目标肌肉组织，然后以不同的速度对该组织进行摇动和推压。抓握要通过在拇指和其他手指之间挤压组织，然后对组织进行摇动来实现。挤压和振颤动作是按摩结束时的手法，用于刺激神经系统并缓解紧张。

- **按压手法**：通过手或脚有节奏地施加按压。目标组织是手或脚与骨骼等身体坚硬表面之间的肌腹处。这种有节奏的泵送动作可以为肌肉带来血液，扩展肌肉纤维。按压手法通常用手掌进行，但有时也可以用手形成的平面进行。用手形成平面进行按压，或通过将手握拳并使用手指背部与按压部位进行接触施行。

- **关节活动度技术**：通过主动或被动的关节拉伸来实现。受伤的运动员通常都不能主动移动受伤的身体部位。为了让受伤的部位或关节恢复运动，按摩师会对运动员的身体施以温和的被动运动，在这个过程中运动员不会主动发力。被动拉伸意味着运动员不需要用力。被动活动在按摩中通常用于拉伸肌肉和恢复关节的感知度。主动拉伸能够在按摩时增强其他按摩效果或增强拉伸的效果。在主动拉伸时，运动员需要主动发力协助运动。

- **治疗性拉伸**：通过一系列关节运动来拉伸身体。这种拉伸技术既可以主动执行，也可以被动执行。治疗性拉伸和关节活动度技术的差异在于，治疗性拉伸会在关节活动范围的尾端施加力度。由于运动员的主动拉伸或主动的关节活动范围是有限的，所以进行治疗性拉伸可使关节的活动度最大化。拉伸的目的可以是提高肌肉温度、减少僵硬、增加运动范围和愈合创伤。

- **加压轻抚法**：在身体伸展部位进行的中等压力滑行按摩手法。可以通过快速或慢速的加压轻抚来刺激或镇静神经末梢。加压轻抚法通过释放体内的组胺而增加局部循环。组胺可以舒张毛细血管壁，从而促使血液流向被按摩部位。加压轻抚法可以增强静脉回流，并通过使用机械压力推动血液，来辅助淋巴运动。加压轻抚法应该总是朝向心脏或从肌肉的远端到近端施行。

- **揉捏手法**：通过捏起、挤压和按压组织来进行。揉捏手法可以增加血液流动，排出代谢废物，还能通过分离组织层打破粘连（在体内组织或器官之间形成的纤维组织），影响肌肉张力，减少肌肉酸痛，并减轻一般性疲劳。挤压肌肉会释放组胺，这会促使血液流向被挤压部位。代谢废物是肌肉收缩的副产品，并且挤压肌腹可以使废物排出肌肉。任何时候，组织发炎就很可能会形成粘连。揉捏手法能够让肌肉和骨骼、肌肉与肌肉彼此远离，以防止组织粘连在一起。

- **扩张按压法**：应用在肌腹处，将双手一起放在肌肉中间处，从中间逐渐向下向外运动的手法。扩张按压法的目的是使肌腹横向展平以增加其长度。具有更长和更宽纤维的肌肉能够更有效地收缩。

- **剥离手法**：从肌肉止点向起点滑动时，用手指或拇指施行剥离手法。剥离手法可用于增强肌肉力量和定位肌腹处的脆弱点或敏感点。

- **直按压力**：直按是把拇指、手指、手掌、肘或脚放在一个位置，长时间按压。在运动按摩中，施加直按压力能够增强感官刺激，使运动员能够感受到身体的特定区域。如果能够保持舒适的持续的压力，那么运动员的肌肉神经就会有所反应，以适应增加的压力。最后，当停止施加直按的时候，肌肉的紧张度降低，肌肉的血流和运动范围随之增加。

- **肌纤维交错摩擦法**：交错摩擦法也称深度横向摩擦法，是用手指或拇指在目标部位的肌肉、肌腱或韧带上施加强度较大的恒定压力并进行来回的摩擦。交错摩擦法能够同时压住皮肤和肌肉。皮肤和肌肉会向相同的方向移动。交错摩擦法的目的是轻微摇动肌肉组织。这种轻微摇动能够把血液带到该部位，缓解肌肉痉挛，或者软化形成瘢痕组织的基质，从而消除瘢痕。

- **轻叩按摩法**：这一方法也称为打击法或是敲击法，通过敲击、敲打等快速的交替打击动作来完成。在运动按摩中，轻叩按摩法经常用于赛前按摩，可刺激到需要治疗的部位。

结果评估

在运动按摩结束后，要对按摩结果进行评估。赛前按摩的目的是让运动员暖身，刺激和加热身体的各个组织（具体内容见第4章和第7章）。赛后按摩是帮助缓解运动后的肌肉酸痛，防止运动员身体持续紧张（具体内容见第5章和第7章）。我们可以通过各种方法来评估按摩的有效性。第一种就是询问运动员在进行按摩后的感受，或者观察是否能更轻松地完成原先比较难完成的动作。第二种方法是看运动员的动作。进行赛前按摩后，运动员是否被激活并做好比赛的准备？赛后按摩后，离开按摩床时，运动员的动作是否不再僵硬且不再感到疼痛？无论是从按摩师还是运动员的角度，获得积极的反馈都至关重要。

应用原则

以下几种假设情境展示了按摩的四项关键原则的应用。按摩师正在为篮球运动员提供赛前运动按摩。这个按摩在比赛场地上和运动员赛前热身前进行。赛前运动按摩的目的是帮助运动员热身，增加肌肉血液循环，保持运动员的灵活性并为其提供心理鼓励。用于赛前按摩的技术顺序是快速摩擦、按压、轻叩按摩法、关节活动度技术和拉伸。按摩师需要确保解决运动员关注的问题。当运动员离开按摩床时，按摩师也要给运动员鼓励："你看起来非常棒，我知道你今天会做得非常好！"在按摩结束之后，运动员看起来兴奋和受到鼓舞。按摩师给运动员的心理鼓励就像按摩技术一样重要。

下面来看另一个例子。在波士顿马拉松比赛中，一名跑步者刚刚实现了自己的最好成绩。她已经跑完了比赛，并且已经完成了放松练习。她来到赛后按摩帐篷处进行运动按摩。赛后运动按摩的目的是减轻绞痛，缓解酸痛和疲劳，增强静脉回流，以及促进淋巴引流。用于赛后按摩的技术按顺序是加压轻抚法、揉捏、按压、扩张按压、关节活动度技术和拉伸。按摩师需要解决运动员的主要问题：肌肉抽搐、抽筋和酸痛。按摩结束后，按摩师需要询问运动员的感受。按摩师需要观察运动员的动作，因为她有可能抽筋，或是前几个步伐稍难迈出。按摩师需要提醒运动员多喝水，在按摩后不要暴露于太冷或太热的环境。按摩师在最后也需要向来做按摩的运动员致谢。

正如你所见，时机决定了目的，目的决定了技术。采取正确的治疗程序能够确保最后取得成功的结果。本书的其余部分解释了这四项原则的具体应用。从头到脚的拉伸治疗应用，将在第6章中进行介绍和演示。赛前按摩、赛后按摩和恢复按摩的具体内容，将在第7章与第8章中进行介绍。最后，第9章介绍了运动按摩在特定运动项目常见病症中的应用，此类按摩将让按摩师对于运动员的按摩更有效。

第 2 章

运动按摩的设施

由于运动按摩会在各种环境中进行，所以按摩设施千差万别。正常情况下，按摩师会在运动训练室、诊所或医疗机构的私人治疗室工作，但是他们也经常在活动现场、更衣室或是旅行的酒店房间工作。本章将对这两种情况下所需要的设施和用品进行分析，并给出每种设施和用品的使用建议。

运动按摩治疗室

常言道，第一印象很重要。当运动员进入按摩治疗室的时候，房间干净、安全、有序且专业是非常重要的。无论是房间的大小和颜色，还是按摩床和设施的外观，都很重要。按摩治疗室有不同的形状与大小，所需的设施和房间的装饰应根据使用房间的按摩师数量和采取的按摩方式而不同。

治疗室的设计

为一名运动员进行按摩的治疗室，既要能够容纳按摩床，也要在按摩床附近为按摩师留出足够的空间。大部分的按摩床都是6英尺（约1.83米）长，并且在末端有一个30厘米长的升降支架。当按摩的时候，按摩床附近必须有足够的空间允许按摩师来回移动。一般来说，按摩床放置在房间的中央，四周至少留有4英尺

（约1.22米）长的空间。这个空间可以让按摩师自由调整与按摩床的距离，从而能够最好地发挥自己的按摩技术。这个空间也是允许按摩师充分利用身体力学机制的。因此，治疗室的最小尺寸应该为10英尺（约3.05米）×10英尺（约3.05米）。如果治疗室里面有多个按摩床，那么每个按摩床之间也需要保持平均10英尺（约3.05米）的空间。在保护运动员的隐私方面，可以通过窗帘或者是立式屏风，把一个大房间划分成几个单独的治疗区域。

另一个需要考虑的是按摩治疗室的位置。如果治疗室外面噪声过大，就会导致按摩师和运动员都感到不安。按摩师必须要保持专注，同时能够与运动员进行沟通。运动员必须要足够放松，将精力集中在按摩感受上，同时能够与按摩师沟通。治疗室外面噪声过大的话，会阻碍按摩师与运动员精神集中和双方之间的沟通。治疗室的选址必须要避开人流量大的交通枢纽地区。按摩期间可以在门外张贴标语或其他标志，提醒人们保持安静。

除此之外，治疗室的灯光亮度也会影响按摩的有效性。按摩治疗室内应该配备可以调节亮度的照明系统。当按摩的时候，按摩师需要看清楚他正在按摩的区域。治疗劳损与扭伤都需要对肌肉和关节进行测试，这必须要在良好的照明条件下进行。另一方面，当按摩师在进行非特殊按摩（如赛后按摩和恢复按摩）时，运动员需要一个安静和放松的氛围。在这种情况下，昏暗的照明显得尤为重要。

按摩治疗室的地板，尤其是按摩床周围的地板，需要用垫子加厚。按摩师们一整天都可能需要站立，而且按摩会导致他们的脚、腿和背部非常累，所以他们应该穿着具备良好足弓支撑的鞋子。像瓷砖或是木材类的硬地板，虽然更容易保持干净和卫生，但是它们对按摩师的腿来说却是非常不利的。在按摩床周围地板上垫上垫子，能够减少地板对按摩师腿部的压力。

按摩治疗室的房间温度对于按摩师和运动员来说都非常重要。给运动员进行按摩是一项身体接触密集的工作。按摩师的体温会在按摩期间不断升高。治疗室太热或者太冷都会导致按摩师的按摩技术大打折扣，同时对于运动员而言也是极不舒服的。一般情况下，室温要根据运动员的舒适感进行调整，因为他们最容易受到温度的影响。如果房间温度不好控制，也可以采取其他方法。比如说，如果房间太冷，可以在现有的被子上加盖浴巾或毯子，也可以在治疗室内放置加热器。如果房间太热，可以开风扇。如果使用加热器或电风扇，它们的风向不能直对运动员。同样，房间的通风口也不能直接对准运动员，不论是吹冷风还是热风。

如何装饰按摩治疗室可以参考专业看法。人类肌肉、骨骼和神经系统的解剖图通常挂在墙上，如触痛点图和反射图。还可以放置一些专业运动员或业余运动员比赛时的海报。

最后一个需要考虑的因素是浴室设施。运动员在按摩开始之前会使用洗手间，有时在按摩中途也会暂停按摩，使用洗手间。

设施和用品

为了提供最好的运动按摩，按摩师需要有专业的设施。按摩治疗室应该整洁、井井有条，从而让按摩师更好地做按摩准备工作。设施齐全的按摩治疗室也能让按摩师和运动员对接下来要进行的按摩更放心。按摩师的按摩治疗室需要具备以下设施。图2.1中的物品清单为标准治疗室的设施配备提供了参考。

按摩床

按摩治疗室需要配备的第一件设施就是按摩床。在治疗室中通常使用固定式按摩床，这种按摩床比便携式按摩床重很多，但是这种按摩床承重力更强，同时流线型的顶部也能够让按摩师在按摩过程中更好地接触到运动员的身体。一般来说，固定式按摩床结构好并且耐用，有的还在按摩床下面设置了储物柜，非常方便。

配备固定式按摩床的治疗室，通常有多个按摩师使用，因此，采用可调节的按摩床是比较合适的。可调节按摩床通常在底部配备脚踏板，它使按摩师可以在给按摩床上的运动员按摩时上下移动按摩床。按摩床的高度在让按摩师充分利用身体力学机制和确保运动员的舒适性方面是非常有用的。因为按摩师的身材各异，他们必须调整按摩床的高度以适应他们的身体。电动按摩床也是有用的，因为运动员的身材也各不相同。按摩师可能需要降低按摩床以按摩运动员的上身，然后提高按摩床以按摩运动员的腿。一些电动按摩床可以在中心断开或移动，以适应按摩时运动员躺在侧面或其他位置的情况。

❏ 按摩床
❏ 可调节的头枕
❏ 滚轮凳
❏ 毛毯、靠垫、枕套
❏ 润滑油、乳液、膏霜和软膏
❏ 止痛膏或止痛剂
❏ 医疗和治疗表格
❏ 垫子和垫枕
❏ 床单和毛巾
❏ 音乐与音响系统
❏ 蒸汽加热器与热敷袋
❏ 冰袋与冷敷袋
❏ 重物、绳子、阻力带与健身球
❏ 储藏柜
❏ 收纳篮
❏ 消毒剂和杀菌剂
❏ 纸巾
❏ 棉纸
❏ 垃圾桶
❏ 取暖器（如果需要）
❏ 风扇（如果需要）

[源自：M. McGillicuddy, 2011, *Massage for Sport Performance* (Champaign, IL: Human Kinetics).]

图2.1　按摩治疗室设施清单

固定式按摩床通常需要可调节的头枕。头枕通常置于按摩床末端。为给客户提供舒适体验，它们有不同的形状、尺寸和填充物。一些头枕有夹子，另一些有按钮。大多数头枕在两种情况下进行调整：一个是适应头部的倾斜，另一个是适应颈部的长度。

按摩床制造商的保修服务各不相同。一些制造商对按摩床的结构提供终身保修，对泡沫和褥子提供两年或三年的保修。我强烈推荐Oakworks的按摩床，因为Oakworks的安全性得到了验证，并已从事制造按摩床的业务多年。

滚轮凳

在按摩治疗室中，滚轮凳也非常重要，在按摩时通常会被用到。在按摩运动员的头部、颈部和脚部的时候，滚轮凳非常有用，因为它可以让按摩师坐在凳子上给运动员进行按摩，而不是一直站立。几乎所有的按摩滚轮凳都可以调节高度，按摩师可以推动凳子下面的环来调节。还有一种滚轮凳，按摩师可以旋转凳子来调节高度。

垫枕和垫子

垫枕和垫子在按摩治疗室中非常重要。在运动员接受按摩时，垫枕和垫子可以用来支撑运动员的身体。它们一般为6至8英寸（15.24至20.32厘米）的圆形。当运动员面朝上躺着时，它们被放在运动员的膝盖下面；当运动员趴着时，它们被放在运动员的脚下面。按摩师还可以购买身体支撑垫，其制造良好，能够使运动员的身体处于舒适的位置。但与任何制作精美的物品一样，这些垫子通常是昂贵的。

覆盖物

大部分情况下，按摩时都要使用覆盖物。覆盖物能够让运动员温暖，并提供遮挡。在治疗室，大多数按摩师使用的是为单一尺寸的床制成的床单。大多数床上都配有床罩、床单和枕套。将床罩钩在按摩床的角上，将床单平铺在上面。枕套可用于覆盖面部支持板。运动员穿好按摩时要穿的服装，躺在床罩和床单之间。有时毛巾或毯子被放置在床单上面，以使运动员感受到更多的温暖和舒适。在适当地对运动员进行热身之后，按摩师可以开始按摩。按摩时仅需要移开接受按摩的身体部位上的覆盖物。这些床单都可以在打折的百货商店或按摩设施批发商处购买。

重物、绳子和阻力带

重物、绳子和阻力带是按摩师的常用物品。为了让按摩更加有效，按摩师可以在按摩之前、期间和之后，将按摩与运动、拉伸结合起来。重物、绳子和阻力带一般用于按摩治疗中的锻炼和拉伸。在按摩治疗期间或之后，运动员可能会询问对身体某一部位进行拉伸或力量训练的方法。备好一些合适的器械，按摩师可以向运动员展示拉伸和力量训练方法并指导运动员练习。这一方法增加了运动员在接受运动按摩治疗期间听从按摩师意见和建议的可能性。

热疗与冷疗设备

热疗法通常在某种特定的条件下应用。有蒸汽加热器的治疗室能够为运动员提供热疗法。蒸汽加热器是一种通过水的加热来储存热量的不锈钢容器。蒸汽加热器内水的温度可以调节。将热敷袋从蒸汽加热器中取出包上布料后，可将其放置在运动者需要热疗的肌肉上。

在运动训练室里，按摩师通常使用冰来治疗损伤。运动员在比赛或训练后，带着酸痛或发炎的肌肉和关节来到运动训练室。按摩师会将冰放在塑料袋中，然后将冰袋置于运动员身体疼痛发炎的部位。对于急性损伤（近期发生），不允许直接对该部位进行按摩。肌肉疼痛和关节疼痛发生时，应遵循RICE原则立即进行治疗，即休息（rest）、冰敷（ice）、按压（compress）和抬高（elevate）。一间按摩治疗室应该要配备冰、袋子和冷敷包。冰比冷敷包更适合应用到身体上，因为冷敷包很可能会刺激或是冻伤皮肤。冷包由于温度太低，放到冰箱里面也难以保存。安全地使用冷敷包，需要在冷敷包和运动员的身体之间放一块布。

润滑油、乳液、膏霜和软膏

润滑油、乳液、膏霜和软膏是在按摩治疗室使用的标准润滑剂。运动员在按摩时通常喜欢特定类型的润滑剂。购买润滑剂最节省成本的方法是购买加仑装（1加仑约为3.79升），然后根据使用的需要，将它们分装到较小的容器当中。所有润滑剂都应该储存在阴凉和阴暗的空间，以防止变质。大多数润滑剂保质期都是一年。

当按摩师提供某些类型的按摩（如肌筋膜按摩、触痛点疗法或瘢痕组织治疗）时，他可以选择使用软膏，比如说像Prossage Heat这种能够为按摩师的按摩提供更好帮助的软膏。Prossage Heat的黏度，能够让按摩师更加方便地施加压力，从而让运动员获得更有效的治疗。Prossage Heat中的天然成分（包括红花籽油、薄荷醇、羊毛脂和薰衣草油），也能够使运动员在接受按摩时感觉舒适和温暖，同时也能够缓解疼痛。

局部止痛剂施用于运动员皮肤之时，可以帮助其缓解疼痛。局部止痛剂可以在按摩之前、期间或之后施用。由于局部止痛剂的不良副作用较少，所以它比口服药物更加受欢迎。同时，局部镇痛剂对运动员的毒性也比口服药物更小。使用局部止痛剂的另一个优点是它仅影响其被施用的身体部位。在医疗保健专业领域，最畅销的局部止痛剂是Biofreeze。

音响系统和音乐

令人愉快的按摩环境能够让按摩治疗更加有效。为了让按摩环境更舒适，可以播放适当的背景音乐。运动员在训练之后，身体需要减压、放松和恢复活力。训练会让运动员的神经系统受到高度刺激，这时候，播放舒缓和轻松的音乐，有助于运动员在心理上得到放松，进入治疗恢复阶段。按摩治疗室应该配备一个音响系统，同时，针对不同的按摩要播放不同类型的音乐。不是所有的按摩治疗都需要放松。赛前按摩和一些恢复按摩旨在刺激。这些类型的治疗过程中可以播放快乐的音乐。音乐能够带动人的情感，许多运动需要运动员高度兴奋和激动，从而表现出最高水平。就像在更衣室里面加油打气，能够给运动员更大的激励一样，赛前按摩与按摩期间播放的音乐，能够帮助运动员为比赛做好准备。

急救箱

在治疗室配备急救箱是十分必要的。运动员来按摩时经常会伴有轻微的割伤、擦伤和瘀伤，这时就需要使用胶粘绷带、抗菌霜剂和擦拭物，为运动员进行急救。有切割和刮伤的部位，无法进行运动按摩，按摩师需要对这些部位进行包扎。要知道在发生紧急医疗状况时能够联系谁。接受过专业应急培训的人员可以进行医疗急救。也可以拨打紧急求助电话或求助其他紧急救援人员以获得帮助。

初诊表

所有按摩治疗室都应该配备医疗用的初诊和治疗表格。在进行按摩之前，按摩师需要充分了解运动员的病史。按摩师应该知道运动员做过哪些手术，现在正在服用哪些药物。运动员自己也需要在一张身体图上做标记，指出他/她想要按摩身体哪些部位。通过看这一张图，按摩师能够获得更多关于在哪个部位和如何按摩的信息。治疗表可以记录本次按摩师对运动员的治疗信息。治疗历史信息对于训练目的和损伤预防非常重要。运动员的病历和治疗表的副本应保密并且存储在保险柜中。

清洁用品

每天都要对用于运动按摩的设备和治疗室进行消毒。每次按摩之前与按摩之后，都要对使用的按摩床与设施进行消毒。及时对治疗室进行清洁和消毒能够降低通过按摩传递流感病毒和葡萄球菌的可能性。在某些州内会对治疗室的卫生条件进行检查。检查的内容包括清洁剂、消毒剂和清洗物储存方式，还需要检查许可证。

储藏柜和收纳篮

保持按摩治疗室的整洁和井井有条，不仅能让人对房间有更好的印象，也会帮助按摩师及时了解各种用品的用量。储藏柜应该被用来储存干净的床单和毛巾、润滑油、乳液、面霜以及清洁用品、纸巾等。储藏柜也可以被用来放音响。带门的储藏柜能够将存储物品隐藏起来，让房间看起来更加井然有序。

放置储藏柜来储存干净的床单和毛巾固然是重要的，但是也要有收纳用过的床单与毛巾的篮子。基于卫生原因，使用过的床单与毛巾与未使用过的不应该混在一起。一些按摩治疗诊所还配备洗衣机与干洗机。有些按摩师会将用过的衣物包起来，外包给清洁机构进行清理。

赛事按摩

在体育赛事上提供运动按摩，是一件非常具有挑战性的事情。每个赛事的场地都是不同的，所以寻找适合进行运动按摩的场所非常困难。按摩场所需要靠近比赛场地，这往往意味着按摩一般都要在外面进行。由于天气条件是不可控因素，所以选择和准备适当的按摩设施，对于提供有效的治疗必不可少。

设施和用品

运动按摩所需要的设施大部分都是一致的，比如说都需要一间治疗室。但是也存在一些不同。图2.2提供了赛事按摩用品清单。在路边工作时，所有的设施都应该是便携的。这些设施需要有序存放，且易于组装、优质、安全、卫生和舒适。设施和存放它们的箱子的重量是我们首先要考虑的因素。

便携式按摩床

对于一名在外作业的按摩师来说，最重要的设施就是便携式按摩床。选择一张便携式按摩床，首先需要考虑的是按摩师和运动员的安全。专业的便携式按摩床有各种形状和大小。有一些是为运动按摩而特制的按摩床。运动按摩床的内部结构都非常坚硬。一个专业的运动按摩床需要测试其最大承重，应该能够承受至少500磅（约226.80千克）的重量，并且要足够稳固，不会在按摩期间被施力的情况下坍塌。许多运动按摩技术都要求按摩师站在运动员正上方。因此，按摩床必须要能够承受运动员的重量和按摩师施加的力。许多的运动按摩床都是由金属材质的框架和支架组成的，能够承受足够的重量。

Oakworks制造了一款金属腿按摩床，把它取名为"源泉"。它非常适合用作运动按摩床。它重约29磅（约13.15千克），这使其能够在旅行中方便地携带。对于按摩师来说，旅行时携带按摩床的重量和大小是很重要的，因为航空公司会对超重或不规则的行李收取额外的费用。按摩床的宽度是29英寸（73.66厘米），这将能够适应大多数运动员，它的承重测试高达550磅（约249.48千克）。按摩床可以与头枕、垫枕和手提箱一起整套购买。

当按摩床安置在室外时，按摩床的腿容易陷入地下。一些按摩床制造商制造了圆形塑料脚，它可以安装到腿上，以防止按摩床沉入地下。此外，为按摩床装一个保护套也是很有用的。通常，便携式按摩床可以折叠成一半大小，用于储存和运输。然后可以把它装入拉链袋中，以保护按摩床在运输期间不受划伤和其他损坏。大多数拉链袋在侧面都有一个口袋，用于放置垫枕和其他用品。大多数袋子都配有肩带，方便携带。

❏ 按摩床、头枕和手提箱
❏ 按摩床腿保护装置
❏ 按摩床旅行包
❏ 按摩床和其他设施的保护罩
❏ 垫枕（可选）
❏ 帐篷
❏ 接待桌和椅子
❏ 阻挡带（如果需要）
❏ 标记牌
❏ 初诊表、登记表、笔和记事板
❏ 身份标牌
❏ 润滑油、乳液、膏霜、软膏和装在防溅防碎容器中的专用止痛剂
❏ 急救箱
❏ 冷冻装置
❏ 用于冰疗的包装袋
❏ 清洁和覆盖运动员的毯子、床单和毛巾
❏ 毛巾和手巾
❏ 纸巾
❏ 垃圾袋
❏ 手部消毒剂
❏ 用于清洁桌面的消毒剂和喷雾瓶
❏ 便携式音响系统和音乐
❏ 饮用水和营养小吃
❏ 适合在炎热或寒冷天气穿着的衣服
❏ 防晒霜和驱虫剂

[源自：M. McGillicuddy, 2011, *Massage for Sport Performance* (Champaign, IL: Human Kinetics).]

图2.2 赛事按摩用品清单

保护罩

在赛事按摩中，按摩师应该使用包装罩、床单、毛毯和毛巾等来保护按摩床、垫枕和赛事按摩中指定的其他设施。比如说参加铁人三项的运动员，他们的腿上都有关于参赛编号和年龄组等标记信息，如果按摩床没有用包装罩罩住，那么按摩床的表面很可能会被弄脏。

帐篷

对于户外比赛来说，帐篷是必不可少的。不论是炎热还是寒冷的天气，帐篷都能够确保运动员在进行赛前按摩与赛后按摩的时候感觉舒适。帐篷必须要用质量好的防水帆布制成，因为它需要保护运动员和按摩师免受日光和风雨的困扰。如果比赛在寒冷的天气举行，那么帐篷还需要配备侧翼。在每次赛事活动中，所需要帐篷的大小是由按摩师的数量决定的。尺寸为12英尺（约3.66米）×12英尺（约3.66米）的帐篷可容纳一些按摩师在内工作。在大型赛事中，帐篷很可能达到200英尺（60.96米）长。

初诊区设施

在赛事按摩时，按摩师可能需要在按摩区域之外设立初诊区域，以管理人流并指导运动员完成初诊流程。创建初诊区域所需的材料包括一张桌子和几把椅子。通常，桌子一侧的椅子是供运动员在填写他们的初诊表时坐的，桌子另一侧的椅子是为记录人员准备的。在某些情况下，可能需要设置塑料屏障来围住治疗区域，以防止有人在治疗区域走动。还可以设置标志，以指导运动员依次进入按摩区域。

初诊区域的其他必要设施是初诊表和带笔的记事板。必须有记事板和笔，因为在赛事活动的按摩区，空间可能非常有限，运动员必须能够容易且有效地完成必要的初诊流程，这样才能开始按摩。身份标牌可用于识别按摩师及其按摩资质。

防碎容器

在去往按摩场所的途上，润滑油、乳液、膏霜和软膏等物品的储存容器的选择非常重要。做不同类型的运动按摩，需要不同类型的润滑剂，因此准备多种润滑剂是必要的。所有的润滑油、乳液、膏霜和软膏都应该装在不易碎且不易泄漏的容器中。如果容器破裂，很可能会导致泄露，并破坏其他按摩设施。

急救用品

治疗室必须要配备急救用品。运动员来到按摩治疗室的时候，很多情况下都会有轻微割伤、擦伤和水泡。急救箱应该配备清洁这些伤口的药品。不同大小的创可贴都是需要的。赛事按摩师不能为其他任何的非轻微伤害提供紧急医疗服务。按摩师向负责赛事的组织咨询提供紧急医疗服务的人员和位置，从而使运动员的损伤能够得到及时处理。

如果运动员的肌肉或是关节出现了一些小的问题，按摩师应该应用RICE原则进行处理。在赛事中，冷包和冰袋都可以用于治疗，所有的按摩师都需要清楚地知道冷包和冰袋的存放位置。通常情况下，负责赛事的主管或医疗队都要在活动期间提供冰块。按摩师应该在赛事前几天进行检查，从而更好地确认需要携带哪些设备。

清洁用品

赛事按摩区域必须保证及时清洁和消毒。在每次赛事按摩中，按摩师可以用纸巾、洗手液、消毒剂和垃圾袋来处理垃圾。每次按摩后，都要把按摩床擦干净。在赛事按摩中用消毒液进行擦拭和清洁是因为消毒液方便好用且价格便宜。按摩师在接触下一个运动员之前需要把手洗干净。有些运动员来按摩之前出了很多汗，身体比较脏，这时候提供毛巾供运动员在按摩前擦拭身体是十分必要的。一条毛巾只能用于一名运动员。细菌和病毒非常容易传播，因此清洁必须要彻底，才能减少感染。毛巾可以供运动员使用、把按摩床擦干净以及供按摩师在按摩前把手擦干净。

按摩师个人用品

当按摩师在持续一整天或几天的活动中工作时，找到休息和补充体力的时间可能是一个挑战。提供按摩是一种需要按摩师消耗巨大能量的体力活动。

随着身体发热并失去水分，按摩师可能脱水。按摩师的血糖水平也将随着按摩的进行而下降。按摩师应该将饮用水和营养小吃（如水果和蛋白质棒）装在运动包或背包里。在按摩治疗之间，按摩师应该喝一点水，吃少量食物，以保持水分和体力进行工作。否则按摩师可能脱水，导致疲劳和不适。按摩师依据天气预报准备适合的衣服。防晒霜和驱虫剂也是户外赛事活动的好选择。

赛事按摩的规划和设置

规划赛事按摩时，每个按摩师都需要知道谁负责管理按摩事项，以及用于管理运动员按摩的体系。了解用于管理按摩的体系有助于确保每个人都作为团队中的一员开展工作。在某些赛事活动中，运动员需要填写一些初诊表格，送到按摩师手中。在某些赛事活动中，运动员可以直接走上按摩师的按摩床。如果没有井然有序的沟通系统，运动员和按摩师可能会变得困惑和不愉快。这种体系的流程可以随赛事不同而变化。按摩师可以直接为团队工作，为私人承包商工作，或直接为赛事主办方工作。所有按摩师都应该清楚地了解客户的预期，并且客户应在进行运动按摩前同意相关条款。

到达赛事现场时，提供按摩的第一步是搭建和组织治疗区域。如果由按摩师提供遮蔽场所，则首先应当搭建帐篷。帐篷搭建后的下一步是摆放前台桌子和椅子。必须提供签到表、初诊表、记事板和笔。如有必要，还应使用塑料屏障隔离按摩区域。

在搭建好治疗区域后，接下来最重要的事情是在帐篷或按摩区域安装按摩床。垫枕应放置在按摩床的顶部。一些按摩师选择在赛事按摩中不使用垫枕，因为每次按摩后都必须进行清洁。然而，垫枕和身体支撑垫对于赛事按摩非常有用，因为它们可以帮助防止痉挛，特别是在赛后按摩中。接下来，音响系统应放在适当的位置，方便运动员聆听音乐，又不会觉得嘈杂。在体育赛事中通常是播放欢乐的音乐。音乐激起了运动员的斗志，让运动员保持一个良好的心态，同时有助于按摩师在按摩期间保持体力和精力。

所有按摩设施都安置好后，所有按摩师需要开一个简短的会议，这对于赛事按摩很有帮助。每个按摩师都应了解赛事按摩的流程。按摩师需要了解并熟知以下问题。

- 运动员将在哪里登记并进入帐篷？
- 将使用什么样的初诊表？
- 谁负责陪同运动员进入按摩区？
- 当按摩师已经做好准备迎接下一位运动员时，如何让前台工作人员知道？
- 当按摩师需要休息一会儿时，如何让前台工作人员知道？
- 按摩师应如何处理紧急医疗状况？

第3章

了解人体肌肉

　　一个优秀的按摩师必须要有出色的体力、强大的触诊技能以及对人体解剖学充分的了解。当运动员请求运动按摩时，无论是全身恢复按摩还是针对特定损伤的按摩，按摩师都必须要对需要按摩的部位了如指掌，且清楚按摩技术是针对皮肤、肌肉、肌腱、韧带还是关节。在本章中，我们将了解关节的各种结构及其作用。我们还会了解肌肉及其功能，以及哪些原因会导致运动员的肌肉出现问题。

解剖学术语

　　使用准确的解剖学姿势与方向术语，能够让按摩师准确地同运动员和其他医疗专业人员讨论运动员身体情况。使用术语还能让按摩师准确地记录按摩信息。表3.1提供了按摩师应该了解的常用术语。一些关于方向的术语将通过人体的三个解剖平面来展现。图3.1展示了矢状面、冠状面和水平面。

表3.1　解剖学姿势术语和方向术语

术语	定义
姿势术语	
解剖学姿势	身体直立，掌心和足尖向前
仰卧位	背部朝下躺着
俯卧位	面部朝下趴着

续表

术语	定义
方向术语	
上	头部上方或朝向头部方向
下	足部下方或朝向足部方向
前	人体腹侧或人体前方
后	人体背侧或人体后方
内	靠近中心平面或朝向中线方向
外	远离中心平面或朝向侧面方向
近端	靠近肢体根部、躯干或身体中心
远端	远离肢体根部、躯干或身体中心
浅层	靠近身体表面
深层	远离身体表面
掌侧	解剖学姿势站立时手部前方
背侧（手或脚）	解剖学姿势站立时手部后方、足部上方
跖底（足底）	解剖学姿势站立时足部下方

[源自：K. Clippinger, 2007, *Dance anatomy and kinesiology* (Champaign, IL: Human Kinetics), 18.]

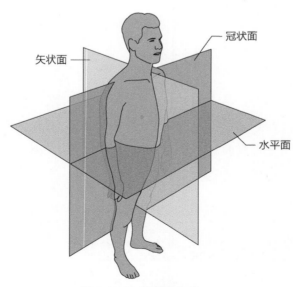

矢状面

冠状面

水平面

图3.1　三个解剖平面

关节结构解剖

两个骨骼连结处称为关节。关节让人体能够在不同方向上移动。关节的基本组成包括骨骼、肌肉、肌腱单元、软骨、关节囊、韧带和滑囊。

骨骼

骨骼在人体内有四个主要功能：第一，它们产生红细胞和白细胞；第二，它们储存和释放钙，以使人体达到最佳健康状态；第三，充当人体重要器官（如脑、脊髓、心脏和肺）的保护罩；第四，为韧带和肌腱提供了附着点，让人体能够运动。人体运动量的大小对骨骼健康有着不同程度的削弱或加强作用。骨骼的内部结构随着它们经受的压力而改变。没有足够的压力，骨骼会变弱。而太大的压力可能会导致骨折。骨骼中出现的小裂纹称为应力骨折，可能是由于过度使用而造成的。

肌肉

肌肉收缩时能使身体移动、泵血并在人体中产生热量。肌肉也为关节提供了保护。在手术期间，运动员处于麻醉状态，肌肉失去其自然的紧张度，这意味着它们几乎丧失了收缩的能力。如果在这段时间拉动运动员的手臂或腿，关节可能会脱臼。没有正常的肌肉紧张，关节韧带和关节囊就不够坚固，无法保证关节不被拉开。

肌腱单元

肌肉通过其肌腱附着在骨骼两端，通常称为起点和止点（见图3.2）。肌腹在肌腱起点和肌腱止点之间，当肌腹收缩时，会产生一个力，用于拉动肌腱并带动骨骼。

软骨

在两个骨骼连接处，软组织必须在其中起到缓冲作用，该组织称为软骨。柔软的白色透明软骨覆盖人体大多数关节的骨骼（见图3.3）。在人体的所有关节组织中，透明软骨是最脆弱的。如果关节的压力过大或过度重复使用，软骨可能会被磨损。软骨不可再生，如果它磨损了，骨头之间就会互相摩擦。骨头之间的直接摩擦称为关节炎，这是一种非常痛苦的状况。

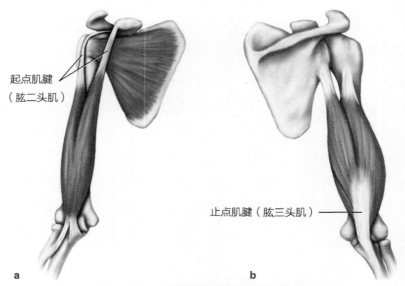

起点肌腱
（肱二头肌）

止点肌腱（肱三头肌）

a

b

图3.2　肌肉通过起点肌腱和止点肌腱附着在骨骼上

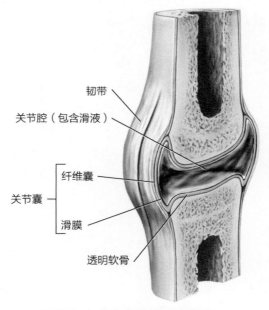

韧带

关节腔（包含滑液）

纤维囊

关节囊

滑膜

透明软骨

图3.3　包含软骨和滑液的关节

关节囊

关节由关节囊和韧带连结在一起。关节囊由韧性纤维组织构成，它围绕关节并且牢固地附着在关节的两块骨头上（见图3.3）。关节囊有支撑关节的功能。关节囊的骨头端由透明软骨覆盖，这是为了起到缓冲作用并让关节能够顺畅且无痛地移动。关节囊的内衬由分泌滑液的滑膜组成，它起着润滑和滋养透明软骨的作用。

韧带

韧带（见图3.3）是一种不会收缩的人体组织，它有两个主要功能：一是将关节绑定在一起；二是阻止关节进行超出正常范围的运动。当韧带损坏时，关节可能变得不稳定。可使用针对人体中的每个关节设计出的特定测试手段，来确定是否发生韧带损伤。

滑囊

滑囊是包含滑液和滑膜的囊状结构。滑囊分布于人体的各个重要部位，负责润滑各种组织。一些滑囊位于肌腱周围，用于保护肌腱免于过度摩擦，而另一些位于肌肉、骨骼和皮肤之间。只要人体可以运动的部位，就会有滑囊给予润滑和保护。常见位置的例子是位于肩部三角肌下方的三角肌下囊（见图3.4）和位于肘关节鹰嘴的肘突囊。过度使用或受伤可能会刺激滑囊。如果它们发炎，就会引发滑囊炎。

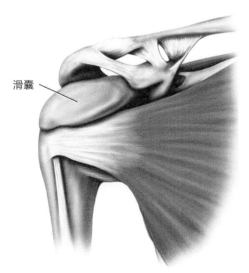

滑囊

图3.4 一种典型的滑囊

骨骼肌解剖

肌肉的形状和大小各异。骨骼肌是身体中最典型的肌肉类型，它大约占了身体重量的60%。每个肌肉都由许多层纤维和肌肉细胞组成（见图3.5）。肌肉的尺寸和纤维排列决定了肌肉的功能。肌肉细胞由细长纤维组成，其中含有肌原纤维构成的线状物。肌原纤维含有称为肌动蛋白和肌球蛋白的蛋白质。当这些细的肌动蛋白丝和厚的肌球蛋白丝被刺激时，它们会交错滑过，导致肌腹缩短。这种蛋白丝相互交错滑过或交联的过程是由复杂的化学反应、机械运动和分子活性引发的。

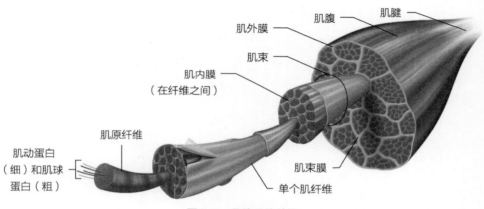

图3.5　骨骼肌的结构

在肌肉层内有不同类型的筋膜或结缔组织。筋膜将肌肉连接在一起并且在末端变窄，形成将肌肉附着到骨骼的肌腱。筋膜还形成用于分离特定组织的空间。筋膜的外层包围在整个肌肉的外侧，称为肌外膜。肌内膜中的肌纤维组称为纤维束，被肌外膜包围。在纤维束内是专门的单个肌肉细胞或肌纤维，被其内膜包围。这三层结缔组织在整个肌肉中是连续的。

姿势错误、过度使用、创伤、感染、疾病、脱水、营养不良、心理因素等都可能对筋膜造成不利影响。筋膜的状况恶化时可能会潜在地影响神经、血管、肌肉、肌腱、韧带、骨骼和器官。而且这种情况通常不会在标准测试［如X射线、核磁共振成像（MRI）、计算机X射线轴向分层造影（CAT）扫描、骨髓和肌电图］

中显现。运动员可能因此抱怨他们身体的肌筋膜疼痛了多年。

人体中有两种不同类型的肌纤维：慢肌纤维（Ⅰ型纤维）和快肌纤维（Ⅱ型纤维）（两者都显示在图3.6中）。慢肌纤维具有更大的血液供应能力和更多的线粒体（储存肌肉收缩所需燃料的装置），并依赖有氧系统供能。因此，慢肌纤维可以长期维持低水平的肌肉收缩。快肌纤维提供强大的爆发性收缩力，但它们含有较少的线粒体且具有较小的血液供应能力。这是因为它们只获得较少的氧供应，肌肉收缩的供能系统也不一样，它们工作时产生更多的乳酸，而且疲劳也来得相当迅速。

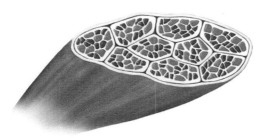

图3.6　快肌纤维（浅色）和慢肌纤维（深色）

人体后侧链的肌肉类型以慢肌为主，而耐力性运动员身上也有更高比例的慢肌纤维。短跑运动员通常具有较多的快肌纤维。由于遗传决定了人们拥有的肌纤维类型的比例，所以大多数运动员都参与到适合自己肌纤维类型的运动项目中。相扑运动员不可能具备与马拉松运动员相同比例的Ⅰ型和Ⅱ型肌纤维。

肌肉肥大和萎缩

人体最出色的特点之一是它的适应能力。对肌肉施加的压力或应力，会导致肌肉适应性地变肥大或增粗。在肌肉上施加负荷会迫使肌肉适应相应的压力。通常，在运动的前4周（或长达8周），肌肉所获得的力量增长，是通过增加神经对肌肉的控制而产生的。在此期间，人体刚开始学习更有效地使用肌肉。随着持续、适当地增加压力，肌纤维的蛋白质合成开始改变。额外的收缩蛋白开始合并到现有的肌原纤维中。这种发展发生在每个肌纤维内。因此，肌肉肥大起因于每个肌细胞的生长。

肌肉萎缩是肌肉组织的死亡或收缩。肌肉组织可能因为损伤、疾病或缺乏使用而萎缩。为了保持健康，肌肉需要不断的刺激和适度的压力。宇航员在太空中长时间停留后返回地球时，他们会难以站立。由于在太空中缺乏重力，他们的肌肉在几天内就会变弱。以前推荐的背部疼痛治疗方法是躺在床上几个星期，而现在我们知道，这种方法由于缺乏对抗重力的运动，只会使问题复杂化。据估计，人们躺在床上一天，其肌肉力量就会失去3%。如果一个人在受伤的胳膊或腿部打上石膏数周，拆除石膏后再观察他的肌肉，就会发现，肌肉一旦不使用就会萎缩。处于石膏中的小腿或手臂肌肉看起来只有健康的腿或手臂肌肉的一半大小。肌肉萎缩时，运动员必须通过长时间的康复运动来重建肌肉维度和力量。为了保持肌肉组织的健康，运动员要经常给予肌肉适当的压力。

肌肉收缩的类型

收缩一词意味着"拉在一起"，这个含义在对肌肉的使用上可能是误导。肌肉收缩时，它们可以保持等长、缩短或伸长。"等长"一词意味着"同等长度"。发生等长收缩时，肌肉长度基本保持不变。等长收缩的一个例子是静态屈曲肘关节时肱二头肌的隆起。

肌腹的张力克服阻力来移动身体某一部分时，会产生向心的或"朝向中部"的肌肉收缩，称向心收缩。发生向心肌收缩时，肌肉附着点朝向彼此移动，如图3.7a所示。一个例子是执行肱二头肌弯举时，你会将一个重物放在手上，从肘关节完全伸展位开始，逐渐屈曲肘关节，收缩二头肌，并将重量逐渐转移到肩部。

离心收缩发生在肌肉收缩使肌肉附着点远离彼此移动时，如图3.7b所示。离心收缩的一个例子是肱二头肌弯举向下的过程。起始姿势是手持重物，肩部负重，肘关节处于屈曲位，随后肘关节逐渐伸直至手臂完全伸展。在这个过程中，肱二头肌会逐渐被拉长，但此时肱二头肌也在进行收缩，因此被称为离心收缩。当运动员在进行举重练习时，有意地只进行离心收缩的部分，这类动作被称为退让性训练。

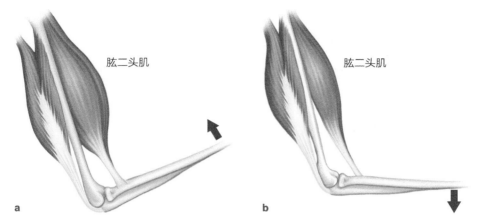

图3.7　a. 肱二头肌在屈肘动作中进行向心收缩；b. 肱二头肌在反向屈肘动作中进行离心收缩

肌肉问题

　　许多情况可以对肌肉组织产生不利的影响。弄清导致肌肉问题的原因有助于按摩师了解如何治疗肌肉。

延迟性肌肉酸痛

　　由于受伤或个人原因，许多运动员无法再长期连续地进行训练。在运动员长期休假后返回训练时会发生什么变化？延迟性肌肉酸痛（DOMS）被用来描述他们返回训练时产生的肌肉酸痛。好的、健康的压力可以锻炼肌肉。但当一段时间不被使用的肌肉再进行工作时，肌肉组织就会发生微小损伤。在急性损伤的早期阶段，身体通常会肿胀。肌肉组织肿胀产生的额外压力被认为是对肌肉神经产生刺激的原因。这样的微小损伤会持续48至72小时，所以肌肉通常酸痛2至3天。有趣的是，经常运动或训练的人们也会在改变活动方式或使用不同肌肉群进行运动时发生延迟性肌肉酸痛。如果一名棒球运动员突然去踢足球，有很有可能会经历延迟性肌肉酸痛。幸运的是，这种适应过程不会在每次锻炼时都发生，而且酸痛在2至3天后就会消失。

肌肉拉伤

肌肉拉伤是肌纤维撕裂引起的肌肉损伤，可以根据损伤严重性进行分级。一级拉伤是肌肉的轻度拉伤，不影响肌肉力量或关节活动度。大多数一级拉伤很容易被忽略，因为它们没有引起运动员的注意。有时，当更多的压力施加到肌肉时，一级拉伤则加重成二级拉伤。二级拉伤将引起疼痛、力量的丧失和关节活动度的受限。三级拉伤是最严重的，可能导致肌肉完全从骨骼上脱离。三级拉伤需要手术来重新把肌肉缝合。

运动按摩的目的之一是防止肌肉拉伤。定期有效的运动按摩可以使肌肉组织保持其伸展性、柔韧性和收缩性。伸展性是肌肉被拉长后恢复到正常静息长度而没有受伤的能力。柔韧性是肌肉被拉长至静息长度的1.5倍而没有受伤的能力。收缩性是肌肉缩短至静息长度的一半而没有受伤的能力。运动员训练或比赛时，健康的肌肉组织必须不断地拉长和收缩，而按摩能够提高所有这些能力。

痉挛和抽搐

肌肉痉挛指的是肌纤维无法恢复其正常静息长度。无论何时，肌肉痉挛都可能出现在身体的任何肌肉中。事实上，很多人坐着和站立的过程中，很多肌肉都会发生痉挛。当一块肌肉中足够多的肌纤维同时发生痉挛，骨骼肌会不自主地、抽搐性地、疼痛性地收缩，这种情况被称为肌肉抽搐。引起肌肉抽搐和痉挛的原因有很多，例如压力、过度使用、脱水、电解质失衡、矿物质含量低以及椎间盘突出和疾病等损伤。

在游泳、跑步和骑自行车时，运动员经常经历肌肉痉挛，特别是下肢。腿部出现的痉挛常常被称为抽筋。这些类型痉挛中的大多数将会随着运动量减少、拉伸活动和按摩的进行而得到缓解。运动员肌肉痉挛另一个常见的部位是背部的竖脊肌。竖脊肌的主要功能是在坐或站立时保持身体处于直立位置。这些肌肉很少有机会休息。当一个人躺下时，如果竖脊肌动作良好，背部肌肉会放松和软化。但是当你触摸一般人躺下时的背部肌肉，会感到它们很紧。有时这些肌肉紧得像钢索。

疼痛痉挛与疼痛周期

　　理解疼痛痉挛与疼痛周期可以帮助按摩师减少或消除运动员的肌肉疼痛。疼痛通常始于对肌肉的某种形式的刺激。这种刺激可以由物理创伤、感染、固定化或情绪紧张引起。组织受到刺激时，运动员感觉到疼痛和肌肉张力增加。肌肉张力增加，水肿或肿胀就会积聚在组织中。这种肿胀会降低血液流量，导致能够让组织发炎的代谢废物的积累。血液流量的减少也降低了到达细胞的氧量，这被称为贫血。炎症还会引起组织中的纤维反应，导致肌肉伸长、关节运动受限和筋膜缩短。运动员试图在疼痛中移动身体时，会感觉更加疼痛，并且在这个过程中强度不断增加。温和的按摩和运动则可以打破疼痛痉挛的循环。

　　在高强度的训练后，肌肉的长度和宽度应通过按摩和拉伸来恢复。长时间的高强度锻炼后不进行按摩和拉伸会导致肌肉收缩能力减小，肌肉柔韧性下降，力量减少，疼痛和运动损伤的可能性增大。按摩师应该始终意识到运动员躺在按摩台上时会发生痉挛。大多数痉挛可以通过拉伸治疗来缓解，但是当运动员经受多于一个肌肉群的痉挛时可能需要医疗护理。多于一个肌肉群的痉挛可能是严重脱水的征兆，应由医务人员解决。

受伤和瘢痕组织

　　肌肉细胞因损伤而受到伤害时，它们已经死亡并永远消失。因为肌肉细胞太复杂而不能够重新生长，所以受伤的肌肉细胞会形成疤痕组织。细胞受到伤害时，瘢痕组织开始形成，并且细胞壁里的物质会泄漏到细胞间质中。来自细胞壁内部的全蛋白将水吸引到该部位，导致肿胀。通常，肌肉拉伤的 5 分钟内已有足够的肿胀发生，为疤痕组织的形成提供必要基础，但是受伤区域还将持续肿胀。过度的肿胀会引起继发性细胞损伤，这被称为缺氧损伤，可导致比原始损伤更多的损伤。缺氧损伤发生是因为氧气不能到达受伤部位周围的健康细胞。

在损伤的急性期，冰的应用对损伤治疗是非常重要的，它可以使健康细胞处于更低的代谢状态，减少对氧的需要。冰需要施加到受伤部位至少30分钟以降低健康细胞的代谢。健康细胞的代谢降低时，它们仅需要很少的氧就能存活。

损伤发生后不久，一种叫巨噬细胞的白细胞开始围绕已死亡的细胞组织并溶解它们。这个过程可以在受伤部位感觉到，因为它的温度变得比周围健康组织的温度更高。巨噬细胞完成它们的工作后，成纤维细胞将蛋白质链串在一起并将它们注射到受伤部位的流体中。这些蛋白质链彼此缠绕并成为瘢痕组织形成的基础。蛋白质链形成时，应通过合适的关节活动使蛋白质链与肌纤维的方向一致。瘢痕组织开始形成时，会把受影响的部位的组织都连在一起，从而影响正确的动作。瘢痕组织也可能引起额外的刺激或重复的损伤。

在损伤部位施加温和的交错摩擦可以软化瘢痕组织。移动损伤的肌肉有助于使疤痕组织和肌纤维的方向一致。在交错摩擦后应用冰疗，有助于防止受伤部位的炎症反应。

瘢痕组织形成的最后阶段之一发生在身体将细胞基质注入瘢痕组织中达到更大的强度时。从肌肉拉伤开始，可能需要6至8周时间瘢痕组织才能变得足够健康以承受肌肉强而有力的收缩且不会重复受伤。

关节运动

骨骼肌跨过关节提供运动。当关节一侧的肌肉收缩变短时，对侧的肌肉必须放松和拉长，使关节移动（见第39页图3.7）。关节朝收缩肌肉的方向移动。一个顺畅、受控的动作需要向心收缩的肌肉和离心收缩的肌肉之间协调收缩。当关节要往反方向移动时，之前离心收缩的肌肉现在进行向心收缩，向心收缩的肌肉则进行离心收缩。肌肉收缩可用于提高身体的移动速度，即加速，也可以用于降低身体的移动速度，即减速。加速和减速都会对肌肉产生额外的压力。肌肉拉伤或损伤一般是在加速或减速时发生。

肌肉拉动关节的力量由肌肉收缩产生。由收缩产生的力量取决于所参与的肌纤维数量。例如，如果你一只手握着一个保龄球，另一只手握着一支圆珠笔，你会感觉到两只手臂肌肉收缩所需的纤维数量的差异。

运动学领域（人体运动的研究）使用以下4个术语来解释一个关节的各种肌肉机能：主动肌、拮抗肌、协同肌和稳定肌。身体中的任何关节进行一定范围的运动时，主要负责该运动的肌肉被称为主动肌。每个主动肌总是有一个工作方向相反的肌肉，被称为拮抗肌。辅助运动的肌肉称为协同肌，保持关节稳定的肌肉称为稳定肌。对于任何特定的体育活动，例如跑步、跳跃或投掷，所有关节的肌肉必须执行4种功能中的一种。随着动作或姿势的改变，肌肉的功能也有可能会改变。

大多数运动员没有意识到由拮抗肌产生的内部阻力。肌肉越疲劳，痉挛越大。肌肉痉挛越多，运动员身体中的关节阻力越大。应用运动按摩的原因之一是减少各个关节的肌肉群的张力。运动员应该能够毫不费力地完成全范围关节活动。如果运动员能够自由运动且没有痛苦，他们会更喜欢锻炼和比赛。

肌肉配对

按摩师应该知道跨过每个关节的成对肌肉中的哪块肌肉比对应的肌肉更强壮。关节一侧的肌肉比另一侧的更强时，关节的运动范围将始终趋向于在更强肌肉群所在的方向上缩短。如果一项运动需要关节重复运动，那么关节中较弱的肌肉会更快地疲劳。随着肌肉疲劳的产生，它们有可能会痉挛，最终抽筋。更强的肌肉可能会拉动痉挛的肌肉，引起肌肉拉伤。表3.2列出了在各种关节上较强的肌肉和较弱的肌肉。

表3.2　关节处较强的肌肉和较弱的肌肉

较强肌肉	较弱肌肉
腓肠肌群（腓肠肌和比目鱼肌）	小腿前群肌（胫骨前肌）
大腿前外侧群肌（股四头肌）	大腿后群肌（腘绳肌）
髋伸肌（臀大肌）	髋屈肌（腰大肌和髂肌）

续表

较强肌肉	较弱肌肉
背肌（竖脊肌）	腹肌（腹直肌和腹斜肌）
胸肌（胸大肌）	背部中部肌肉（斜方肌中束和菱形肌）
肩旋内肌（背阔肌、大圆肌、胸大肌、肩胛下肌和三角肌前束）	肩旋外肌（冈下肌、小圆肌和三角肌后束）
肘屈肌（肱二头肌和肱肌）	肘伸肌（肱三头肌）
前臂屈肌	前臂伸肌
前臂旋后肌	前臂旋前肌
腕屈肌	腕伸肌

　　了解关节处肌肉之间的强弱，可使按摩师能够为运动员制订合理的肌肉拉伸与力量训练方案。在大多数情况下，按摩师会拉伸强壮、缩短的肌肉并增强较弱的肌群。不过，按摩师也希望通过增强和拉伸旋外肌群以预防损伤。旋外肌群一般情况下都会比旋内肌群更弱。

　　了解主动肌和拮抗肌之间的关系也会对身体姿势和肌肉自身健康产生影响。躯干前侧的胸大肌始终比后背中部的斜方肌中束和菱形肌更强壮。身体前侧的肌肉缩短会使相对的肌肉被拉伸，这就是圆肩的主要原因。肌肉长时间保持在缩短位置或伸展位置时，肌肉机能会下降。缩短的胸大肌、持续被拉长并收紧的斜方肌中束和菱形肌，这两种情况都会使流向肌肉的血液减少。

　　长期的血流减少会导致代谢废物在肌肉中累积，这是触痛点在肌肉组织中形成的主要原因。触痛点是肌肉组织中局部敏感的部位，在按压时会引起疼痛，但是疼痛可能在邻近实际疼痛源处被感觉到。这种情况被称为牵涉痛，并且每个肌肉都有牵涉痛的区域。有些区域位于肌肉触痛点的局部，还有些区域位于触痛点的远端。身体中每个肌肉都可形成具有各种牵涉痛区域的多个触痛点。长时间处于缩短位置或拉伸位置，施加在肌肉上的恒定、反复性压力可能导致患病。按摩师需要知道人体肌肉平衡的重要性。保持从前到后、一侧到另一侧、再到人体旋转肌的健康的肌肉平衡，对于肌肉的健康至关重要。

　　肌腱末端病是在肌腱交界处或肌腱和韧带附着到骨或关节囊的位置产生的疾

病。这种疾病的特点是局部压痛，并且可能随时间发展为肌键端炎。肌键末端炎是在肌肉止点处发生的疾病，原因是此处反复出现的压力引发了导致纤维化和钙化的炎症。

关节活动范围

人体每个关节都有一定的活动范围。表3.3列出了常见关节的活动范围。每个关节的运动类型数将始终是一个偶数，因为关节必须始终在两个方向上运动。以下是身体的主要关节及其运动类型。

- 趾——4种运动类型：屈曲、伸展、外展和内收。
- 踝——4种运动类型：背屈、跖屈、外翻和内翻。
- 膝——4种运动类型：屈曲、伸展、旋内、旋外。
- 髋——6种运动类型：屈曲、伸展、外展、内收、旋内、旋外。
- 脊柱——6种运动类型：屈曲、伸展、旋右、旋左、右侧屈、左侧屈。
- 肩胛——6种运动类型：上提、下降、前伸、后缩、上回旋、下回旋。
- 肩关节——6种运动类型：屈曲、伸展、外展、内收、旋内、旋外。
- 肘关节——2种运动类型：屈曲、伸展。
- 前臂——2种运动类型：旋前、旋后。
- 手腕——4种运动类型：屈曲、外展、外展或桡侧屈、内收或尺侧屈。
- 手指——4种运动类型：屈曲、伸展、外展和内收（有些动作手可以完成，脚却不能。拇指和小指可以弯曲至彼此接触，这称为相向运动）。

表3.3　关节运动

动作	运动	示例
屈曲	关节弯曲和折叠	俯卧撑起始姿势中，肘弯曲
伸展	关节伸直	处于俯卧撑上位时，肘伸直
外展	远离中线	双臂和双腿在进行开合跳时远离身体
内收	向中线移动	双臂和双腿在进行开合跳时移向身体
旋外	向外旋转	投掷棒球时肩关节向外旋转

续表

动作	运动	示例
旋内	向内旋转	肩关节向内旋转，将手放在臀部
内翻	脚底部向内转	脚踝向内转动
外翻	脚底部向外转	脚踝向外转动
旋前	前臂转动使手掌朝上	使用螺丝刀拧紧螺丝时，前臂（通常）朝上旋转
旋后	前臂转动使手掌朝下	使用螺丝刀拧松螺丝时，前臂（通常）朝下旋转
跖屈	弯向脚	提踵练习时，脚尖指向地面
背屈	弯曲脚	脚趾抬离地面，脚跟着地

[源自：J.G. Haas, 2010, *Dance anatomy* (Champaign, IL: Human Kinetics), 3.]

了解人体主要关节的所有运动类型是评估运动员身体正常功能的第一步。按摩师需要知道关节的运动类型和活动范围。帮助运动员提高成绩和防止受伤的一大部分工作内容便是尽量提高运动员的关节活动范围，但是关节的活动范围过大也可能会导致严重问题。关节活动范围过大可能导致关节稳定性下降，并增加关节扭伤的风险。如果韧带过于松弛，必须增强关节周围的肌肉力量，防止关节扭伤。

按摩质量和人体触感

对按摩师的一项调查中提出了这样一个问题：如果让一个按摩师为另一个按摩师按摩，后者需要多长时间才能判断出按摩质量的高低？答案是：在几秒内。这个结果对那些不熟悉按摩的人来说可能很神奇，但是经验丰富的按摩师几乎可以瞬间识别出高质量的按摩。

高质量的按摩来自多年的经验。按摩师必须了解人体解剖学，才能更好地为运动员进行按摩，但按摩质量的高低取决于按摩师的用心程度和技能使用情况。运动员接受来自各种按摩师的按摩，因此也会比较不同按摩师的按摩质量。按摩质量与年龄、实践经验或教育水平无关。按摩师可以通过接受教育和实践不断提高按摩质量，但有些人从一开始就拥有它。

按摩质量的高低一部分取决于按摩师的力量，另一部分取决于按摩师能否根据运动员的身体情况和需求来使用适当的技术。对按摩师来说，无论是健康的肌肉还是有功能障碍的肌肉，都会有特定的触感。能够仔细感受人体软组织的这种触感对于提供有效的按摩是至关重要的。

健康的肌肉组织有怎样的触感呢？答案很简单：健康的肌肉组织在感觉上应该平滑一致。健康肌肉拥有良好的可伸展性、柔韧性和可收缩性。拥有这些特质的肌肉在感觉上更具有弹性，而不健康的肌肉在感觉上像塑料一样，优秀的按摩师可以感觉到，并尝试通过按摩使肌肉组织恢复更健康的弹性和一致性。

下面是一些按摩师应该能够对人体的肌肉感觉到的触感。在肌肉发生损伤时一定会伴随着肿胀。组织中过量的积液通常使肌肉在感觉上像装了糊状或海绵状的填充物。当只有一些肌肉纤维受伤时，肌肉在感觉上呈弦状，如吉他弦。当整个肌肉酸痛或过度使用时，肌肉变得厚且僵硬。肌肉从骨骼完全脱离时，可以像球一样卷起来，就像凸出来的眼球一样。

除了知道触感，按摩师还需要了解肌肉如何分层。一个例子是身体背部的中部。按摩师接触的第一层组织是皮肤，可能感觉它热、冷、油、干、硬或厚。下一层组织是斜方肌中束，其肌纤维与脊柱水平对齐。斜方肌下方的肌肉组织层是菱形肌，其肌纤维与脊柱呈45度。菱形肌下方的肌肉层是竖脊肌，其肌纤维垂直于脊柱排列。在进行按摩时，按摩师要感觉出肌肉触感和组织纤维排列，以确定针对每块肌肉的适当按摩技术。

第4章

赛前按摩流程

赛前按摩的主要目的是帮助运动员准备比赛或训练。赛前按摩无法取代赛前的热身。这种按摩是愉悦且具有节奏感的，最长持续15分钟。赛前按摩针对运动员在运动中将要使用的肌肉进行按摩。按摩的重点应该是搓热皮肤，增加肌肉中的血液量，进行适当的关节活动以及提高运动员的兴奋性。在电影《洛奇》的一个场景中，洛奇在一次锻炼期间爬上了费城艺术博物馆的入口前的72层石阶，主题乐曲作为背景音乐大声播放。那一幕非常震撼，让人仅仅是看了就热血沸腾。这种情感的激发就是心理激励的示例，赛前按摩就是要为运动员提供这样一种情感激发。

需要注意的是，在按摩期间不要过分关注运动员身体上的疼痛或疼痛区域，并且要避免使用可能会刺激到运动员疼痛区域的技术。在进行赛前按摩时，不应该缓慢按摩和使用滑动按摩技术，这两种方式偏向于使运动员冷静下来。赛前按摩的目的就是刺激运动员的身体，让运动员在做完按摩后，在赛场上能有一个好的表现。

赛事按摩合同

提供赛前运动按摩的第一步是确保按摩师从赛事组织方获得在赛事中提供按

摩服务的权利。按摩师不能突然出现在赛事中，自行给运动员提供按摩服务。通常赛事组织者与提供赛事按摩的主体（按摩师）之间应签订书面合同。这一书面合同规定了赛事营运方与提供赛事按摩方在活动中需要履行的法定义务。职业运动队和大学运动队一般都有随团按摩师。大多数州对于随团按摩师都有豁免条款。一些赞助商也会为个别运动员或是运动队聘请按摩师。赞助方的团队会设置一顶帐篷，让按摩师在帐篷中为被赞助的团队或个人进行按摩。

在赛事中提供专业按摩需要进行大量规划。合同应该包括在赛事中提供按摩的所有主要考虑因素，具体包括以下几点。

- 正在进行的竞赛持续多少天？了解竞赛的持续时间是很重要的，因为竞赛持续的时间越长，需要的按摩师也就越多。运动员随时都可能需要按摩师提供服务，主办方应该确保运动员不需要为了一个15分钟的赛前按摩而长时间等待。因此知道需要多少按摩师才能做好赛事按摩服务很有必要。

- 有多少名运动员要参加比赛，以及提供按摩的时长是多久？需要的按摩师人数取决于每天提供多少时长的按摩以及参加比赛的运动员数量。此外，如果一整天都是体育赛事，那么按摩师必须要提前到达，从而准备好为运动员提供赛前按摩。如果是一天有多场比赛，那么按摩师需要在比赛之间和比赛之后进行按摩（有关赛后按摩的更多信息见第5章）。

- 按摩在什么地方进行？如果按摩要在户外进行，那么比赛当天的天气十分重要。比赛很可能在寒冷、阴雨天或极热、干燥的天气中进行。运动员应该处在有屋顶遮挡的地方。如果没有天花板，运动员很可能会被阳光直射或是在下雨天中被淋湿。这两种情况都不利于按摩的进行。帐篷或是有屋顶的开放结构都是可以的。在大多数比赛中，主办方会提供这些。天气冷的时候，应该给运动员提供毯子。天气热的时候，应该提供电风扇。

- 运动按摩期间出现紧急医疗情况怎么办？按摩也被定义为操作人体的软组织。但这个定义并没有说按摩师要提供紧急医疗服务。在赛事中工作的按摩师需要知道自己要为运动员提供哪些服务。运动员可能会出现严重脱水、体温过高、体温过低、休克、心脏病发作等状况。在赛事中发生的任何紧急医疗状况都应该由接受过紧急医疗服务培训的专业人员来处理。为了运动员的紧急医疗状况能得到及时处理，按摩师应该提前了解哪些医疗服务人员在现场和他们的位置，以及在必要的时候如何获得他们的帮助。

- 如何给按摩师付费？按摩师如何取得报酬是非常重要的。主办方、运动员、赞助商都有可能直接支付按摩费用。如果按摩师是运动团队的一员，那就直接领取运动队的工资。

后勤和记录工作

每一次赛事都是有差异的，所以提供一场有序的按摩是让所有参与者都安心工作的关键。如果按摩服务缺乏专业性和组织性，那么按摩师和运动员都会觉得不安。在某些赛事中可能需要进行按摩时间的预约，而在另一些赛事中则是采取先到先得的方式。无关人员应该被禁止进入按摩区，这一点非常重要。专业运动员一般都非常重视个人隐私，因此按摩师应避免让与按摩工作不相关的人进入按摩区，以便做好自己的工作。

为了能够提供安全有效的赛前按摩，按摩师需要在按摩开始之前对按摩地点进行检查。检查的内容有：按摩是在室内还是室外进行；运动员如何找到按摩地点；运动员什么时候到达按摩地点；运动员在按摩期间需要穿什么衣服；竞赛前多长时间之内他们可以进行按摩。

准确记录赛前按摩的信息，能够让按摩师对运动员的偏好更加了解。当按摩师为多项赛事提供按摩时，做好记录能够让自己知道各个项目的按摩需求和特点。按摩师所做的记录不仅可以统计每项按摩共为多少运动员服务，也可以知道每个项目普遍的按摩部位。

按摩师应该准备初诊表（见第1章第6页）并附一张供运动员在按摩之前进行标记或填写的人体全身图（见第1章第7页）。这种初诊表应该是简明的，运动员不喜欢填写冗长的文字内容，因此按摩之前的表格越简短越好，要易于填写。运动员姓名、从事的运动和想要按摩的身体部位这三项需要保留。

　　用于运动员做标记的全身图包括人体的前面、后面和两侧。具备全身轮廓的图能够让运动员更加清楚地标明自己想要按摩哪个部位。如果运动员在某个部位上标出了小 X 或 O，那么按摩师需要询问运动员是否受伤。按摩师需要小心处理运动员的伤处。赛前按摩旨在帮助运动员预热而不是治疗伤病。过分注意损伤的部位可能会导致运动员在比赛前被轻微的疼痛分心。在竞赛之前将运动员的注意力集中到疼痛区域与赛前按摩的目的是相违背的。

适当的按摩时机

　　假设现在按摩师已经做好赛前按摩的准备了，那么第一件需要考虑的事就是何时开始按摩。何时开始按摩取决于运动员参与的运动。一些运动需要运动员迅速做出反应，例如短跑运动员必须在枪声响起的时候起跑。还有一些运动如拳击，需要运动员尽可能放松，以避免在第一轮战斗中就被击退。有时候拳击手在比赛前听取裁判员的指令时，按摩师仍然在对拳手的肩颈进行按摩。但短跑运动员在赛前并不能这样进行按摩，因为这样反而会降低他们的反应速度。赛前按摩旨在帮助运动员做好比赛准备，因此了解运动要求的反应时间对于提供有效按摩是十分必要的。

　　另一项考虑因素是在运动员热身之前还是之后来进行按摩。此时，按摩师需要适当了解热身带来的生理效应。有些运动员在完成简单的跑步或拉伸后就认为已经完成了热身。但是真正的热身会增加运动员的心率和呼吸频率，提高体温，并且调动神经系统的兴奋性。最好的热身就是直接做一些低强度的专项动作。一般在热身结束时，运动员应该微微出汗。适当的热身一般需要 10 至 15 分钟。

　　如果说好的热身会增加运动员的心率和呼吸频率，提高体温，那么运动员热身后再躺下进行 10 至 15 分钟的按摩，之前热身的效果会怎么样呢？答案是热身效果会消失。因此，大多数情况下，赛前按摩需要在运动员热身之前完成。

赛前按摩的沟通

在赛前按摩开始之前，按摩师应该与运动员进行一个简短的沟通。运动员开始按摩前，按摩师可以询问运动员几个问题。之所以就赛前按摩的相关问题进行询问，是因为部分运动员在比赛前会非常紧张。如果按摩师意识到了运动员的紧张状态，那么按摩师也要保证运动员做过按摩之后能够缓解紧张并准备好参加比赛。运动员通常在比赛前都会有点紧张，赛前按摩可以转移他们的注意力。沟通时经常使用的问题如下：

- 你是否做过赛前按摩？按摩师通过询问这一问题，能够了解到运动员对于本次按摩的期望、运动员喜欢或是能接受的按摩技术以及运动员想要解决身体哪个部位的问题。一些运动员有自己的幸运衬衫或袜子，因此他们的赛前按摩事项会非常具体。按摩师如果违反运动员的意愿，会被认为经验不足或技能不佳。
- 离比赛还有多久？进行赛前按摩要确保留出足够的时间来进行赛前热身。赛前按摩无法替代运动员的正常热身。
- 你身体的哪些部位需要重点按摩？一些运动员不想在竞赛之前做很多按摩，他们可能只想按摩身体的某一部位。揉几分钟肩部或脚踝、帮助运动员拉伸等做法可能让运动员更开心。在比赛前，按摩师只需要通过一些简单的按摩来帮助运动员感到舒适即可，不需要过度按摩。
- 你感觉身体哪些部位发紧？一般运动员在比赛之前都知道自己的需求，也知道什么事情会打扰自己的情绪。按摩师只需按照运动员的要求进行按摩即可。

开始按摩前，按摩师应该告知运动员："如果我的按摩让你变得不舒服，请告诉我，我可以停止或改变按摩方式，因为我的按摩的目标就是让你离开按摩台时感觉更好。"许多运动员并不知道自己在如何被按摩上拥有发言权。如果按摩师不告知运动员这一点，那么运动员通常在按摩中一言不发。没有运动员的反馈，赛前按摩的有效性也会随之降低。

按摩师在按摩结束前可以帮助运动员进行拉伸，这也有利于运动员之后进行的热身。赛前按摩有助于预热身体组织，增加血液流量，减少运动前的不适。适当地拉伸身体、活动关节及肌肉，也能够更好地预热。拉伸可帮助减小关节张力，有助于关节润滑。拉伸还有助于增加肌肉的弹性和流向肌肉的血液量，减少肌肉紧张。

赛前按摩的关注点

赛前按摩的持续时间通常为10至15分钟，按摩期间大部分运动员都穿着衣服进行按摩。在提供按摩期间，按摩师应以鼓励的方式来与运动员交流。可以告诉运动员他们看起来非常好，肌肉感觉也非常好，在比赛中肯定能够取得好成绩。如果运动员感到紧张，按摩师可以通过鼓励他们来缓解紧张，但是千万不要和他们谈论关于运动员或比赛的负面信息。了解运动员是非常重要的，因为不同运动员会用不同的方式为比赛做准备。有些运动员喜欢静静地等待比赛开始，有些运动员则精力充沛，在比赛前非常健谈。按摩师需要仔细观察运动员的需求，而不应对运动员的准备过程有所干扰。

运动员做完按摩时，应该感觉到精力充沛而不是昏昏欲睡。按摩的节奏应较为刺激和活跃。按摩师应让运动员身体升温，并且加速其肌肉的血流。可以活动运动员的关节以增加润滑，然后对肌肉进行拉伸。

赛前按摩的通用原则是"越接近竞赛时间，按摩力度越小"。在比赛前，按摩师不能让运动员受伤或是肌肉拉伤。在竞赛前进行大力按摩或是大力拉伸对身体的刺激过大。在大多数赛前按摩中，不能使用按摩油或是润滑剂，因为它会堵塞毛孔，导致运动员的汗水难以排出。在摔跤等比赛中，擦过油的身体会比较占优势，造成比赛不公平。

针对上半身和下半身，按摩师应该各有一套按摩流程。赛前按摩并不适用于整个身体，按摩师需要针对运动员的具体情况进行具体分析。上半身的赛前按摩应该包括以下技术：

- 使用摩擦手法对背部表面组织进行按摩，以增加其温度
- 增加背部和手臂肌肉血流量的按压手法
- 振颤或晃动手臂和肩部以减少紧张
- 使用轻叩按摩法以刺激手臂和肩部肌肉
- 使用关节活动度技术以减少手臂和肩部的僵硬感或增加其关节活动范围
- 轻轻拉伸肌肉以为热身做好准备

下半身的赛前按摩应包括以下技术：

- 使用摩擦手法对腿部表面组织进行按摩，以增加其温度
- 增加腿部和臀部肌肉血流量的按压手法
- 振颤或晃动腿部和臀部以减少紧张
- 使用轻叩按摩法以刺激腿部和臀部肌肉
- 使用关节活动度技术以减少腿部和臀部的僵硬感或增加其关节活动范围
- 轻轻拉伸肌肉以为热身做好准备

在按摩期间，按摩师需要持续观察运动员对按摩技术的反应。赛前按摩的目的是让运动员在做完按摩之后能够更好地准备比赛。赛前按摩是为了激活运动员的兴奋性和鼓励运动员。如果运动员在赛前按摩后是带着微笑离开的，那按摩师肯定是成功地完成了工作。

伤病的发现

有时按摩师在进行赛前按摩时，会发现运动员正处在极度疼痛的状态中，或带有足以影响运动员参赛的伤病。按摩师此时应该让运动员知道，在这种情况下不应该参赛，但是也必须选择合适的方式与运动员进行沟通。在给运动员进行按摩之前，按摩师应该知道如何处理这种情况。

按摩初诊表有助于按摩师了解运动员的伤病历史，以便确定采用哪种按摩形式。通过查看运动员移动到按摩台的姿势，也能了解运动员是否受伤或可能存在的问题。观察运动员对于按摩的反应也至关重要。按摩师可以聆听运动员在按摩期间

发出的声音，在运动员有异常的反应或叫声时，应该做出合适的反应。

虽然按摩师没有任何权力阻止运动员参加竞赛，但是可以随时停止对运动员有害的治疗。当与运动团队或医疗团队合作时，一旦遇到问题，按摩师需要与团队负责人协商。按摩师应当准备好对那些比赛前就已经感到疼痛或受伤的运动员进行解释，告诉他们情况可能会变得更糟。总而言之，按摩师需要一切以运动员为优先。

第 5 章

赛后按摩流程

赛后按摩的主要目的是帮助运动员从锻炼或比赛中恢复。经过数周和数月的连续训练和比赛，运动员的身体和精神都会有一定的疲劳。在比赛之后进行按摩不仅可以帮助运动员缓解疲劳，也能够增强其自信，防止其对训练或比赛产生厌倦。

赛后按摩不应该代替训练或比赛后的放松和拉伸练习。赛后按摩的速度和节奏远比赛前按摩要慢得多。赛后按摩的目标部位是运动员在运动中主要使用的肌肉。按摩的重点应该放在舒缓神经系统和帮助身体恢复平衡上。

赛后按摩开始时应使用轻力度、慢速度、长滑动的按摩技术。随着运动员身体逐渐适应按摩的力度，按摩师可以缓慢地增加按摩的力度和深度。采用滑动按摩手法进行赛后按摩时，按摩师可以使用润滑油或乳液以减少摩擦。随着运动员身上酸痛的缓解，使用揉捏或挤压手法可以使组织分层并排除代谢废物。然后使用按压手法放松肌肉纤维，恢复肌肉里的血液流动。接着使用扩引按压法缓解大范围的身体酸痛和肌肉紧张。再使用长距离的滑动按摩手法对刚才按摩过的肌肉进行舒缓按摩。然后对肌肉进行拉伸以增加血液量，恢复肌肉组织长度，减轻酸痛，并防止运动后关节的僵硬。

赛后按摩的注意事项

与赛前按摩相比，赛后按摩对按摩师的能力和技术要求更高。在运动员完成其训练或比赛之后，按摩师必须确定运动员是否处于能够接受赛后按摩的健康状态。在训练或比赛后，如果运动员的身体有任何疼痛或不适的迹象，都应该先由医疗团队进行处理。医疗团队对疼痛或不适进行处理且运动员完成放松练习之后，按摩师可以进行赛后按摩。运动员刚完成比赛，尤其是长时间的耐力项目后，不能直接接受赛后按摩。

按摩师必须明白，他们在比赛中的职能是提供按摩，而不是提供紧急医疗服务。但如果在紧急情况下没有医务人员，则可能需要按摩师进行急救，直至医务人员抵达。因此，按摩师应该接受基本急救技能的培训。提供按摩不需要急救和心肺复苏训练，但是这些技能在赛事现场非常有用。

提供赛后按摩的按摩师会经常遇到脱水、体温过高（身体中积累过多的热量）和体温过低（身体产生的热量不足）的运动员。以上任何一种情况都可能变得越来越糟，因此按摩师需要及时发现每种情况的早期迹象。一般来说，进行赛后按摩的运动员应该能够及时与按摩师就个人感受进行沟通。他们不应感到太热或太冷，同时他们也应该能够自如地上下按摩床。

后勤和记录工作

赛后按摩开始于运动员完成比赛之后。协调赛后按摩的人必须要有一个专门的系统来处理运动员的赛后按摩预约。让运动员填写登记表格能够维持按摩室的秩序。按摩师只需要根据签到顺序来为运动员按摩。运动员可以登记填写赛后按摩申请表，并且在等候按摩时填写初诊表。

大多数赛后按摩初诊表都包括人体全身图（见第1章第7页），以便运动员可以指明需要按摩身体的哪些部位。按摩师应该了解全身图上是如何标记的，以确定进行按摩时运动员是面朝上还是面朝下。如果运动员标记了腿的后部，应该从面朝下开始。如果运动员标记了腿的前部和后部，则应该从面朝上开始。在赛后按摩中，按摩师在施加按摩的同时，应监测运动员的身体状况。当运动员处于面朝上的位置时，按摩师能更有效地与运动员沟通并观察其面部表情。赛后按摩不应该是痛苦的，因此按摩师应注意观察按摩是否产生了让运动员感到不适的迹象。

放松练习的重要性

在赛马比赛中，骑师从来都不会把刚获胜的赛马直接从终点线带到领奖台。马都需要经过一个冷静周期。从马站立就位到经过比赛到达终点，它的身体一直处于非常紧张的状态，完成比赛后直接让马完全休息对其身体是非常不利的。人类运动员也是如此。因此，所有运动员在接受赛后按摩之前都需要进行适当的放松练习。

放松练习的生理效应与热身的生理效应恰恰相反。身体的心率、呼吸频率和温度应逐渐下降。在饮用液体时必须要缓慢地走动。在心率减慢并且体温恢复正常之后，可以进行静态拉伸，以放松肌肉并保持肌肉和关节的柔韧性。有时天气过冷或过热时，要恢复至正常的冷静状态会非常困难。运动员在放松期间需要穿上合适的衣服。因此，按摩师应确保运动员在锻炼或比赛后不要直接接受按摩。

赛后按摩的沟通

在赛后按摩开始之前，按摩师应该通过观察运动员的动作来判断其是否处于疼痛中。如果运动员填写了赛后按摩初诊表，按摩师在开始与运动员沟通之前，需要查看运动员填写的表格。进行简短的沟通，确保运动员能够听到并且正常回复。按摩师应当提出如下问题：你今天怎么样？哪些问题困扰了你？你身体的哪个部位需要进行赛后按摩？或者说，哪个部位是你希望我更加关注的？

按摩师需要告知运动员躺在按摩床上的正确姿势。开始按摩时，按摩师需要告知运动员："如果我的按摩让你感到不舒服，请告诉我。"按摩师需要让运动员了解其反馈的重要性。运动员可以告诉按摩师按摩力度的大小，按摩技术是否引发疼痛，或者身体的哪个部位需要按摩。运动员和按摩师之间的有效沟通能够保证赛后按摩顺利进行。

识别简单伤病

诊断和治疗伤病并不在按摩师的按摩范围之内，但按摩师需要在按摩开始之前对运动员的身体情况进行评估。如果通过按摩前的评估发现运动员身上有伤病，那么应将运动员转交给医务人员。运动员的常见伤病有表面皮肤损伤（包括炎症、挫伤和撕裂）、扭伤和拉伤。

- 炎症：炎症是由损伤引起的局部反应。它可以通过发红、发热、毛细血管扩张和白细胞渗透来鉴定。白细胞渗透是指在组织中不应该出现的细胞的积累。这种情况是由组织损伤后无法保持其正常结构造成的。例如，向健康组织传递少量血液的毛细血管或小血管可能因损伤而受到破坏，导致大量血液流入到这一身体区域中而导致瘀伤。炎症是对损伤修复的正常反应，是消除伤处的一种机制，也是修复过程的开始。按摩能够有效降低炎症的严重性。

- 挫伤：挫伤是皮肤下组织发生的损伤。内部出血通常会在不破坏皮肤表皮的情况下发生。当肌肉损伤后，微小的血管被破坏，部分血液进入了其他区域，从而导致挫伤。挫伤通常都是不可见的。如果对挫伤的部位进行按摩，不仅非常疼痛，还会导致瘀伤并且会在肌肉组织中形成钙石。因此，禁止对挫伤的部位进行按摩。按摩师通过按压可以得知运动员是否有挫伤，因为挫伤区域会有类似海绵肿胀的感觉。

- 撕裂：撕裂是表皮的断裂。运动员在地面跌倒或受到撞击时经常会发生割伤或刮伤。按摩师绝对不能在裸露的伤口上按摩。在自行车比赛中，运动员摔车跌落在马路上会导致皮肤被刮开。在这种情况下，可以先进行基本的伤口处理。运动员受到此类路面冲击伤害后，难以躺在按摩床上接受赛后按摩。

- **扭伤和拉伤**：扭伤和拉伤是继炎症、挫伤和撕裂之后，运动员在锻炼或竞赛期间最常见的伤病。如第3章所述，扭伤是关节损伤，劳损是肌肉或肌腱损伤。扭伤和拉伤都不会危及生命，但它们往往非常痛苦。扭伤和拉伤可以划分为一级、二级和三级。一级较为轻微，三级最为严重。

扭伤和拉伤不会危及生命，因此按摩师可以通过简单的关节和肌肉测试来评估伤害。肌肉测试要求运动员收缩肌肉来抵抗按摩师给予的外力。如果肌肉有拉伤，那么运动员相关部位的肌肉就会感到不适。关节测试过程中会向关节施加不同方向的压力。当进行简单的关节测试时，按摩师会通过活动关节来确定运动员是否发生韧带损伤。当肌肉拉伤时，运动员会抱怨肌肉收缩受限。当关节扭伤时，运动员会觉得关节活动时非常不稳定。在轻度扭伤和拉伤情况下，运动员经常继续参加竞赛。在发生扭伤或拉伤后，应尽快遵循RICE原则进行处理。

赛后按摩的关注点

参加大量跑步的跑步爱好者和运动员有时会体验到跑步者高潮或极度兴奋的状态。在锻炼过程中，身体会产生大量内啡肽，内啡肽被认为是天然止痛药。这些天然止痛药和升高的体温会使运动员有点麻木。因此，在他们完成锻炼或比赛后，他们不能像在不运动时那样很好地感觉自己的身体。在运动员放松练习和休息一天后，他们通常会更能意识到自己身体的酸痛。因此，深层的按摩不应该在赛后按摩期间进行。这种状态的运动员对于按摩师按摩的力度无法进行最正确的反馈。此时按摩可能会感觉良好，但从长远来看会导致损伤。

研究显示，运动会对肌肉造成微创伤。微创伤发生在肌肉中。肌动蛋白丝和肌球蛋白丝就是我们所说的肌纤维的肌原纤维。肌肉缩短时，肌动蛋白丝和肌球蛋白丝互相缠绕。肌动蛋白丝和肌球蛋白丝附着在Z线上。随着肌肉收缩，它们将Z线拉得更靠近（见图5.1）。在比赛前拍摄的马拉松运动员的肌肉的照片上显示，肌动球蛋白丝和Z线属于正常排列。比赛结束后拍摄肌肉的照片显示，肌肉组织中Z线紊乱，这是由肌肉收缩的损伤造成的。在赛后按摩治疗马拉松运动员的按摩师看不到这种微细的损伤，但运动员可以肯定感觉到这种微创伤导致的赛后的酸痛。

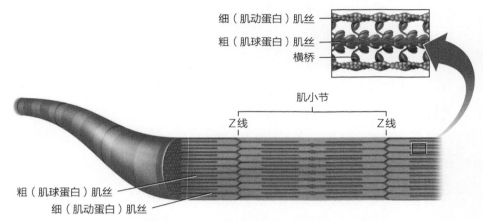

细（肌动蛋白）肌丝
粗（肌球蛋白）肌丝
横桥

肌小节

Z线　　　　　　　　　　　Z线

粗（肌球蛋白）肌丝
细（肌动蛋白）肌丝

图5.1　肌动蛋白丝和肌球蛋白丝彼此移动形成肌肉收缩

鉴于运动员已经完成他们的训练或比赛，当他们开始进行赛后按摩时可能具有一定程度的微细损伤，所使用的技术必然不同于赛前按摩的技术。赛后按摩不应该痛苦。如果运动员经过的是长时间的耐力项目，他的身体很可能有轻度的脱水，肌肉可能有炎症。赛后按摩技术旨在帮助运动员身体恢复。进行过多的按摩则好像又让运动员的身体进行另一次的锻炼。

赛后按摩安排在赛后立即进行时，按摩时间不应超过30分钟。此外，赛后按摩通常隔着衣服施行，油仅施用于脚、腿、背部、手臂和手。按摩师希望将赛后按摩施行于运动员最需要恢复的身体部位。例如，如果比赛过程有大量的跑动，按摩师就会将赛后按摩技术引导到腿部和臀部。按摩师可能想花约5分钟在每条腿的前侧和后侧进行赛后按摩。剩余的10分钟可用于按摩运动员希望按摩师按摩的任何其他区域。

加压轻抚法应该是赛后按摩中使用的第一种技术，它应用于赛后按摩以减轻疼痛和炎症。它能够减少身体部位过量的神经刺激，增加局部循环，增加局部血流量和淋巴流动，并清除该身体部位的代谢产物。加压轻抚法对于耐力项目运动员的恢复是最有效的按摩手法之一。

加压轻抚法之后可以应用揉捏法平稳过渡。正如你在第1章中学到的，揉捏法涉及拾起肌肉组织，同时轻轻地挤压和揉捏肌肉。当肌肉变得疲劳时，它们开始痉挛，这会减少肌肉的长度和血流量。肌肉长度的减少和血液流量的减少会增加肌肉赛后的酸痛。揉捏法通过舒适的压力减轻对酸疼肌肉的疼痛刺激。捏起和挤压技术可软化肌肉组织，确保肌肉内中或肌肉之间不会形成粘连。对肌肉组织的挤压也被认为有助于从组织中去除代谢废物。

在揉捏法之后，可以在肌腹处应用挤压技术。通过用手掌向肌腹处施加压力来进行挤压。将手掌放置在肌肉上部，然后向下施加压力，将肌腹夹在手掌和身体骨表面之间。当对已经筋疲力尽的肌腹施加挤压技术时，必须格外小心避免施加过大的压力。在酸疼肌腹处施加过度的压力会使运动员非常不舒服。按摩师必须感受到每个向下按压时肌腹的阻力。将挤压技术施加于肌腹处拉长已缩短的肌纤维。纤维舒张技术可以恢复适当的肌肉张力（肌肉的连续和被动局部收缩），缓解疼痛刺激，增加血液流向肌腹。挤压技术对于赛后按摩恢复速度至关重要。

第四种技术为扩张按压法，可以应用于从挤压法到最后一轮加压轻抚法的平顺过渡。扩张按压法通过使用增加向下和向外的压力，使两只手的手掌以肢端为中心施加大范围按压，直到手下的肌肉被平整地按压开来。这种向下和向外的运动增加了被治疗肌肉的宽度，使由于疲劳和赛后疼痛而缩短的肌肉恢复到自然长度。

用于赛后按摩的最后步骤是加压轻抚法。加压轻抚法是在赛后治疗结束时使用的一种很好的技术，因为它让人感觉舒适和舒缓。记住，加压轻抚法的目的是使受到过度刺激的神经镇定下来，冲洗体内液体，并在放松中恢复向酸痛肌肉的血液流动。

在完成赛后按摩后，可以对按摩部位进行拉伸。适当的拉伸可以减少肌肉酸痛，恢复血液流向肌肉，增加无疼的关节活动范围。由于组织发炎和肌肉酸痛，赛后拉伸不应过度。施加按摩治疗所需的时间越长，运动员的体温就越可能下降。因此，赛后按摩不应该持续超过30分钟。当运动员的体温在放松过程中下降时，运动员通常变得有点僵硬，柔韧性也会随之下降。施行按摩技术之后的正确拉伸有助于减少关节僵硬感及运动后的酸痛感。

　　在完成赛后按摩后，应进行简短的沟通。这些沟通可能只是简单地问一些问题：你现在感觉如何？我按摩了你最关注的身体部位了吗？按摩师应该观察运动员从按摩台上起身的动作。躺在按摩台上30分钟后，运动员必须让肌肉主动工作。有时运动员在离开按摩台时会经历轻微的肌肉痉挛或抽筋。按摩师应该确保运动员可以站立并且行走没有困难。按摩师在结束一次赛后按摩治疗时，可以对运动员说："谢谢你让我为你服务。我希望我的治疗让你感觉好多了。"

　　在赛后按摩完成后，运动员应该体会到身体恢复的感觉，肌肉酸痛感减轻，运动变得更容易。当你考虑到在运动期间人体内发生的所有生理变化，进行赛后按摩便非常有意义了。

第2部分

运动按摩技术实操应用篇

第**6**章

拉伸

以前腰背疼痛的治疗方案都是仰卧位屈膝卧床，有时候甚至连续卧床几周。但是现在我们不再推荐这种治疗方案，因为这种治疗方案会让肌肉变得更弱，关节变得更僵硬。事实上，正是由于缺乏运动，肌肉和关节的柔韧性才逐渐降低。肌肉的结缔组织或筋膜通常会降低肌肉柔韧性，限制关节活动范围。由于缺少运动，肌肉的筋膜层会缩短并阻碍肌肉的正常机能。而拉伸则可以恢复肌肉结缔组织的弹性和柔韧性，从而让肌肉恢复适当的功能。

造成肌肉柔韧性下降的原因还有慢性紧张、损伤和关节炎等疾病。慢性紧张是由于各种原因导致的肌肉过度紧张。情绪波动可能会增加肌肉紧张，过度运动或受伤可能造成慢性紧张。慢性紧张会导致肌肉变得纤维化且阻碍正常运动，也会缩短肌肉组织并造成关节囊运动受限。关节损伤会阻碍关节运动，从而导致软骨损伤，关节炎也会损伤关节内部结构并带来疼痛。因此，进行有力的拉伸运动前应考虑到这些问题。

造成关节缺乏灵活性的其他原因包括疼痛、触痛点、过度使用、脱水、营养不良、姿势错误、血液循环不畅、压力和感染。当大脑接收到肌肉发出的疼痛信号时，会自动发出抑制肌肉活动的信号，使肌肉产生紧张反应，从而阻碍运动并降低肌肉柔韧性。在肌肉纤维中形成的触痛点会缩短肌肉纤维并降低肌肉柔韧性。过度使用肌肉也会刺激肌肉组织，从而导致其内部张力增加。脱水会导致肌肉痉挛或抽筋，降低肌肉柔韧性。营养不良影响ATP（肌肉能量来源）的水平降低肌肉柔韧性。错误姿势会导致跨过关节的肌肉长度不一，从而减少流向肌肉血液量并降低肌肉柔韧性。血液循环不畅会阻碍氧气和营养物质向肌肉流动，限制代谢废物的排出，从而降低肌肉柔韧性。压力触发人体防御机制，导致肌肉张力增加和柔韧性降低。最后，感染会导致肌肉组织中产生恶性化学物质，从而降低肌肉柔韧性。

拉伸的基础

正如第3章所述，肌肉包括三层结缔组织：肌外膜、肌束膜和肌内膜。关节在肌肉层下面。关节的外层被称为关节囊。关节囊的内部是滑膜、关节间隙、透明软骨，然后是骨头。韧带将关节内部的骨头连接在一起并防止关节的错误运动。这些组织层中的任何一层都可能阻碍关节运动并降低灵活性。

现在让我们来了解一下拉伸这个基本术语。拉伸是指对整个身体或四肢进行全部或局部运动，这种运动不会造成组织损伤。拉伸是指单个关节单一面上的组织被拉长。每个关节的活动范围都是有限的。拉伸的力度是决定拉伸有效性的重要因素。

柔韧性是指肌肉和关节能够在全关节范围内顺畅活动的能力。做任何运动都需要一定的肌肉柔韧性和关节灵活性。每个关节处都有成对的肌肉。所有关节上的主动肌和拮抗肌的肌肉力量都不平衡。每天进行拉伸训练能够将这些肌肉保持在健康的柔韧范围之内。

关节活动度是指关节在特定部位所能够进行活动的范围。测量关节活动度通常以圆度为单位。用于测量关节运动度的设备叫作测角器，该仪器能够旋转360度且具有两个延伸臂。测角器的一个臂是固定的，而另一个则随着被测量的关节的运动而移动。当可移动臂停止在关节的运动极限位置时，就可以读取两臂之间的度数。

关节的解剖活动范围是指关节的最大活动范围。在不知道关节的解剖活动范围的情况下，是不可能知道其极限范围的。如果要求运动员尽力转动头部，那么运动员的下巴应该在肩部正上方。这一运动就是颈部的解剖运动范围。如果下巴不能完全转向肩部,那么需要检查造成这一情况的原因。

拉伸肌肉可以通过各种技术完成,具体包括弹振(跳跃)、静态(保持)、拉紧放松(拉紧肌肉后再拉伸),或相互抑制(通过收缩相反的肌肉)。许多按摩师会根据治疗意图自行使用一种或多种技术。下面让我们来仔细了解一下这些拉伸技术。

- 弹振拉伸,通常被认为是最不利的拉伸方法,这种方法是指在关节活动到最大或接近最大范围时进行快速、反弹性动作。身体肌肉和关节系统的内置保护机制被称为牵张反射。在运动中,某些拉伸部位会感到不舒服。这是一个好的迹象。这种不舒服的感觉能够给我们警示,避免对该部位施加更大的压力,从而实现保护肌肉和关节的目的。肌肉被拉伸的距离和速度都有一个限度。快速的弹振会迅速引发牵张反射,导致被拉伸的肌肉收缩。这个动作会使大脑感到疑惑,它不知道所涉及的肌肉是被拉伸了还是收缩了,弹振动作可能导致肌肉在被拉伸后快速地回缩,导致肌肉拉伤。

- 静态拉伸,将关节保持在固定的角度并进行静止的拉伸,一般持续进行数秒到数分钟。这种拉伸方法经常被使用,瑜伽便是一个很好的例子。瑜伽练习中,练习者需要保持固定的姿势,并且保持顺畅的呼吸和放松。有些人则使用静态拉伸作为精神放松的一种方式。

- 收缩放松拉伸,将关节置于拉伸位置,然后收缩被拉伸的肌肉。被拉伸的肌肉收缩后放松几秒,缓慢地增加关节活动角度到一个新的拉伸位置并继续反复进行收缩放松拉伸。收缩放松拉伸技术在几种情况下非常有用。受伤的肌肉通常不能完全放松。此时使用收缩放松拉伸技术可以在肌腹内产生张力,然后通过释放张力来重塑肌肉的弹性。

- 相互抑制,在达到关节活动的最大角度后,通过收缩被拉伸的拮抗肌来进行拉伸。关节可完成的所有运动范围至少会涉及两块肌肉。当关节进行运动时,关节一侧的肌肉会缩短,另一侧的肌肉则会被拉长。当使用相互抑制技术时,将对侧的肌肉进行有意识的收缩,以增加目标肌肉一侧的拉伸。

相互抑制技术可用于减少肌肉痉挛。相互抑制是关节进行运动时自然发生的过程。

拉伸的好处

正如内心的想法会在身体上产生反应，拉伸的第一个好处是保持积极的心态。大多数运动员每天都在处理生活中的压力。感觉到压力的自然反应是呼吸变浅和身体紧张。运动员的压力会增加肌肉在运动中的阻力。减少肌肉的僵硬程度会使关节在整个关节活动范围内活动得更顺畅。

健康的肌肉必须要有弹性，必须能够有效地拉伸和收缩。进行日常拉伸活动有助于减少压力对身体的影响，同时保持肌肉的健康。肌肉越健康，收缩能力越强，速度也越快，最终运动员的成绩提高。进行日常拉伸练习的运动员将会从拉伸练习中受益，因为他们拉伸后会感觉更好。在他们感觉到拉伸的成果后，坚持日常拉伸练习就会变得更容易。

拉伸的方式应根据目的的不同而有所变化。 赛前按摩中的拉伸旨在帮助热身；赛后拉伸旨在防止过度紧张和缓解运动后的肌肉酸痛；损伤恢复的拉伸旨在减少肌肉痉挛、恢复血液循环和重新建立肌肉与神经系统的连接。赛前按摩的目的是帮助运动员热身，应始终包含治疗性拉伸。热身会提高运动员的体温，使得肌肉拉伸更容易。赛前按摩和拉伸可减少运动员在比赛中受伤的概率。赛后按摩也应始终包含拉伸，主要在于缓解肌肉酸痛。在运动期间积累的乳酸和其他代谢物会使肌肉变得酸痛和僵硬。赛后的拉伸有助于增加局部的血流量，并将氧气输送到肌肉，促进恢复过程。

当运动员在受伤后感觉到疼痛时，大脑会自动收紧身体受伤的区域。这个过程被称为夹紧。大脑不喜欢感觉到疼痛，所以会限制疼痛区域的运动。夹紧会减少血液和供氧量，限制该部位的活动范围。对疼痛区域进行拉伸，可促进血液和氧气的供应，促进愈合过程。在康复训练时，两个最重要的目标便是增加关节的活动范围和减少疼痛。运动员在治疗后可以立即感觉到自己的移动能力改善了，疼痛明显减轻了，关节活动范围增加了，或者能够正常运动了。这些结果都是运动员需要持续进行按摩拉伸治疗的原因，直到他们完全恢复并返回赛场。

拉伸也对运动员的精神有好处，并延长他们的运动寿命。当运动员进行拉伸时，训练将变得更轻松，运动员的自我感觉也更佳。当运动员在训练过程中发现了乐趣，他们更容易保持自己的竞技水平。每天进行拉伸练习的运动员比那些没有进行拉伸练习的运动员会有更大的心理优势。年纪较大的运动员通常会随着年龄的增大失去一些速度和力量。力量大小是由肌纤维收缩的长度和收缩的肌纤维数量决定的，参与日常拉伸练习可以保持肌纤维的长度和弹性。每天进行拉伸练习的运动员会有更长的职业生涯，并在整个职业生涯中保持最佳的竞技水平。

做深呼吸

正确的呼吸对于人体的所有机能都十分重要。进行拉伸时将氧气带入身体有助于人体放松。紧张的肌肉限制了毛细血管将血液输送到肌肉的能力。呼吸时将更多的氧气吸入肺部，由血液输送到全身的肌肉。

学习在拉伸时身体放松并且使用深层呼吸需要练习者高度专注，尤其是在初期。大多数人在进行拉伸时都会不由自主地屏住呼吸。运动员被拉伸时的普遍反应是，通过屏住呼吸和收紧被拉伸的肌肉来防止拉伸的不适感和阻止进一步的拉伸。而更有效的方法是在肌肉开始被拉伸时先吸气，肌肉逐渐被拉长时则缓慢呼气。运动员必须学会如何放松，使他们的肌肉能够有效地被拉伸。

不断实践

肌肉收缩和肌肉抑制是神经系统和肌肉系统的协作机能。简易化定律表明，在刺激通过某一组神经元而排除其他神经元之后，接下来的刺激将继续采取相同的路径。刺激通过这一路径的频率越高，其遭受的阻力越小。这种关系用成语来表达就是"熟能生巧"。任何行为无论其好坏，重复足够多的次数后将变得更容易，所以学会正确拉伸需要多多练习。进行正确拉伸的次数越多，有效拉伸的阻力就越小。

　　增加和保持身体各个关节的正常活动范围是良好柔韧性的目标。为了保持身体中所有关节的正常活动范围，运动员需要一种系统性的方法来让每个关节都在一个正常的范围内活动。他们需要重复多次运动，同时将精力集中在呼吸和放松上。他们练习越多，练习就会变得越容易。只有日常不断练习，才会拥有良好的柔韧性。

　　许多运动员身体某些关节的柔韧性非常好，但其他关节柔韧性却非常糟糕。大多数运动员倾向于重复练习他们柔韧性比较好的关节或肌肉，而回避自己柔韧性较差的关节。聪明的运动员会选择发现自己哪个关节或肌肉的柔韧性不足并重复练习，直到解决问题为止。

主动分离式拉伸

　　在运动员开始拉伸之前，他们应该参加热身活动。热身的目的是提高体温，增加呼吸频率，加快血液循环，准备神经通路。骑自行车到开始流汗的程度（通常约10分钟）是一种有效的热身方式。

　　有三个关于主动分离式拉伸的概念非常重要：识别、分离和加强。有效拉伸的第一步是识别要拉伸的肌肉，第二步是让运动员采用适当的姿势以分离目标肌肉，第三步是加强实现目标肌肉最佳拉伸所需的活动。

　　运动员可以执行本章中的任何一个拉伸动作（从第74页开始）。每个拉伸都能提供给运动员自己正确执行所需的信息。但是教练或另一个运动员作为搭档可以在所有这些拉伸期间提供帮助。辅助拉伸效果很好，因为另一个人可以观察这个运动员的身体姿势，并帮助运动员略微超越主动拉伸的极限。运动员和辅助者必须沟通好，拉伸的时间和使用的力度必须是适当的。运动员和教练须牢记，肌肉在拉伸的末端或拉长位时最容易受到伤害。

　　作为辅助拉伸的例子，让我们通过直腿抬高来回顾主动分离式拉伸的步骤。做直腿抬高练习时，练习者处于仰卧位，保持一条腿伸直并抬高。主动分离式拉伸的第一步是确认要拉伸的肌肉。直腿抬高需要拉伸的是腘绳肌。第二步是让运动员采用拉伸目标肌肉最有效的姿势。对于腘绳肌，这个姿势是面朝上躺着。此外，肌肉在承重时不应该进行拉伸，因为它们不能同时进行拉伸和收缩。运动员在进行拉伸时应该呼气。运动员不应为了保持膝关节锁定而过度收缩四头肌，也不应该在拉伸时过度发力。因为过度激烈的发力已经与拉伸的目的相背。

第三步是增加强度以实现最佳的效果。教练或拉伸搭档应该在活动范围内指导运动员髋关节的运动，并在关节活动范围的末端增加约2磅（约0.91千克）的压力。教练在帮助运动员拉伸到关节活动范围末端时，应该感觉到该关节或肌肉仍然有被拉长的空间，而且肢体移动起来也较为轻松。此时运动员应该进行呼气。

腘绳肌在最大范围的拉伸位不应该超过2秒。然后，教练或搭档协助运动员将腿返回到在按摩床上的静止位置。当腿处于静止位置时，运动员应该吸气，同时教练应抖动刚拉伸过的腿以确保运动员的腿不再处于紧绷的状态。抖动手臂和腿效果会很好，因为它能提醒运动员消除紧张情绪和放松被反复拉伸的肌肉。直腿拉伸应重复8至10次。身体状况良好的运动员可以对每个肌肉群做3组拉伸（每组8至10次）。

最有效的拉伸计划是身体的每一个关节都尽可能经常地得到拉伸。那些需要更好的柔韧性的肌肉应该被定位成目标肌肉。肌肉不应该过度拉伸，特别是最近受伤的肌肉。教练或搭档应密切观察运动员对拉伸产生的反应。如果运动员在过程中感到痛苦，应停止拉伸并重新评估拉伸应用。

颈部拉伸

运动员需要稍微向前倾斜站立，保持膝盖微微弯曲并将双手放在膝盖上。颈部热身可以通过头部环绕动作来完成，运功员需要通过转动头部来环形运动颈部，每个方向转动8~10次。

颈椎屈曲

运动员让下巴最大限度地贴近胸部。可以通过双手抱头让下巴贴近胸部并收缩颈部前侧肌肉。随后运动员需要用手在头的背部轻轻地拉动，增加关节活动范围。这一姿势需要保持2秒，随后抬起下巴直视前方。这一动作需重复8~10次。

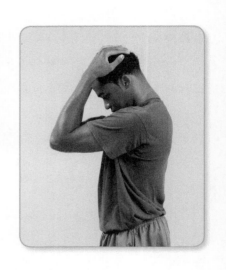

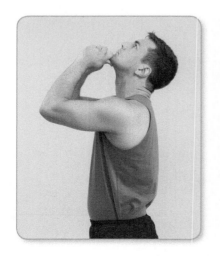

颈椎伸展

运动员将手置于下巴下方并收缩颈部后侧肌肉，头部往上抬高。运动员需要用手将头轻轻地往上推，增加关节活动范围。这一姿势需要保持2秒，随后恢复原状，直视前方。如果在拉伸过程中感到疼痛，应及时停止。这一动作需重复8~10次。

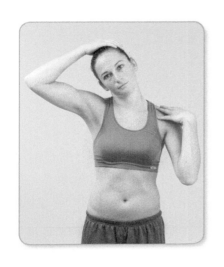

颈椎侧屈

　　运动员需尝试将耳朵靠近肩部同侧。将同侧手置于头顶对侧帮助拉伸，使耳朵靠近肩部并收缩颈部侧面肌肉。这一姿势需保持2秒，随后恢复原状，直视前方。两侧各拉伸8~10次。

颈椎转动

　　运动员将下巴转向肩部一侧，同侧手置于下巴下方，对侧手置于头部后方并通过双手来帮助颈部转动。这一姿势需保持2秒，随后恢复原状，直视前方。两侧各拉伸8~10次。

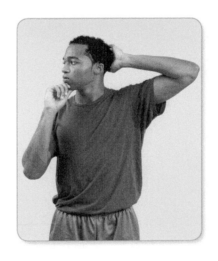

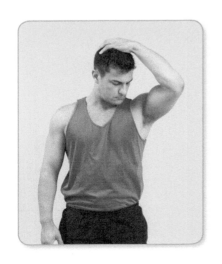

头部转45度颈椎侧屈

　　运动员将头部偏转45度，并收缩颈部前部的肌肉使颈椎侧屈。将一只手置于头部上方和后方，轻轻地将颈部拉向胸部。这一姿势需保持2秒，随后恢复原状，直视前方。两侧各拉伸8~10次。

头部转45度颈椎伸展

运动员将手放在颈部的侧下方。将头部偏转45度，将颈部向后伸展。这一姿势需保持2秒，随后恢复原状，直视前方。两侧各拉伸8~10次。

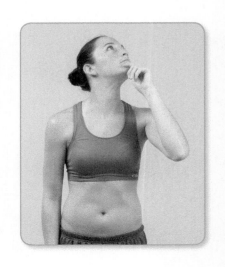

肩部拉伸

为了活动肩部，运动员需要向前倾斜站立并保持膝盖略微弯曲。两侧手臂轻轻地进行环绕动作，两侧需各环绕8~10圈。

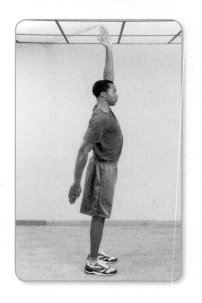

双臂相对屈曲与伸展

运动员双臂垂悬站立。在不弯曲肘部的情况下，一个手臂向前移动到头部上方，同时使另一个手臂向后移动。保持手臂拉伸2秒，将手臂放回身侧，然后反方向移动手臂，再保持2秒。两个方向各拉伸8~10次。

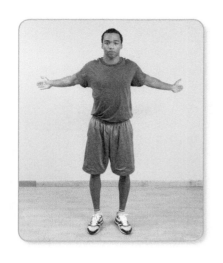

胸部拉伸

运动员站立，双臂前平举并将掌心相对。在保持手臂伸直的同时尽可能地将手张开，同时要收缩背部中部的肌肉。这一姿势需保持2秒，然后将手臂恢复到起始位置。这一动作需重复8~10次。

双臂向上45度胸部拉伸

运动员站立，双臂向肩部上方伸展，与躯干呈45度角，掌心向前。双臂需尽可能分开并收缩肩部后方和上方的肌肉。这一姿势需保持2秒，然后手臂恢复到起始位置。这一动作需重复8~10次。

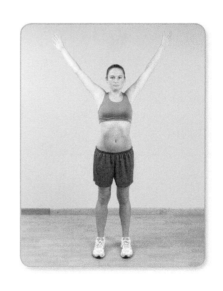

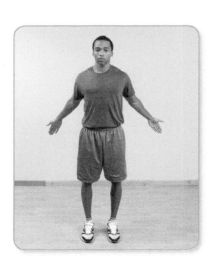

双臂向下45度胸部拉伸

运动员站立，双臂在肩部下方伸展，与躯干呈45度角，掌心向前。双臂需尽可能分开并收缩肩部后方和下方的肌肉。这一姿势需保持2秒，然后手臂恢复到起始位置。这一动作需重复8~10次。

双臂伸展拉伸

　　运动员站立，双臂垂于体侧。在不屈曲肘部的前提下将双臂尽可能地向后伸展。这一姿势需保持2秒。这一动作需重复8~10次。

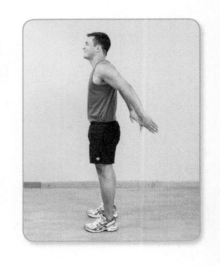

肩部内旋肌拉伸

　　运动员站立，双臂侧平举，与肩同高。双肘屈曲90度，手掌朝上，掌心朝前，使肩部尽可能地向外旋转。这一姿势需保持2秒。这一动作需重复8~10次。

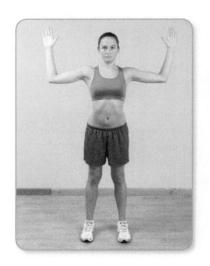

肩部外旋肌拉伸

　　运动员站立，双臂侧平举，与肩同高。双肘屈曲90度，手掌朝下，掌心向后，使肩部尽可能向内旋转。这一姿势需保持2秒。这一动作需重复8~10次。

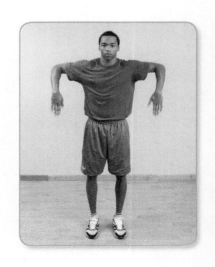

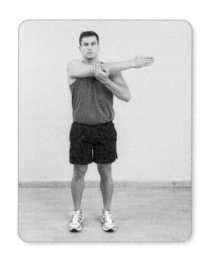

肩部后侧肌群拉伸

运动员站立，一侧手臂处于肩部高度并横跨胸前，向胸部按压。另一侧手臂通过按压被拉伸手臂的肘部来辅助拉伸。在这一过程中肩部始终要保持水平。这一姿势需保持2秒。两则各拉伸8~10次。

肩部外侧水平拉伸

运动员站立，将一侧手臂经头部后方向对侧尽可能远地伸展，另一只手可通过拉动伸展手的肘部来辅助拉伸。在保持拉伸动作2秒后，手臂返回原位。两侧各拉伸8~10次。

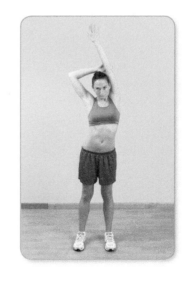

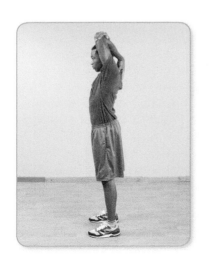

肱三头肌拉伸

运动员站立，一只手臂侧平举，与肩同高，掌心朝上。屈曲肘部，直到手置于肩上同时肘部朝前，另一只手将肘部向上方提。这一姿势需保持2秒。两侧各拉伸8~10次。

双臂背部触够

运动员站立，将一侧手臂举过肩部，屈曲肘关节，使手掌朝下且掌心面向身体，向下伸展。另一侧手臂屈曲手肘，保持掌心朝外的姿势向上伸展，尝试与对侧手臂接触。如果运动员的肩关节足够灵活，那么他的双手的手指应该可以触碰。两侧各拉伸8~10次。

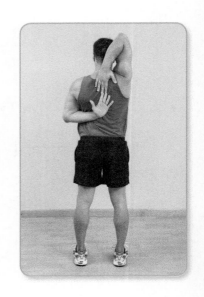

手腕和肘部拉伸

许多运动项目里的掷球、摆动球棒或球拍等动作都会增加手腕和肘关节的压力。拉伸手腕可以缓解前臂肌肉的疼痛以及僵硬感。高尔夫球肘和网球肘是前臂肌肉过度使用的症状。在急性损伤阶段过去之后再进行拉伸，效果会很好。

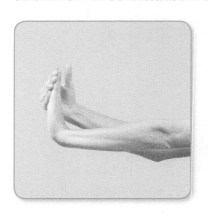

腕屈肌群拉伸

运动员向前伸出手臂，保持与肩同高，掌心朝下，手指伸直。然后将手腕从上往后拉伸，另一只手通过轻轻地后拉手指来辅助拉伸，并且在手腕返回原位前将手指和手腕保持在拉伸位置2秒。双手各拉伸8~10次。

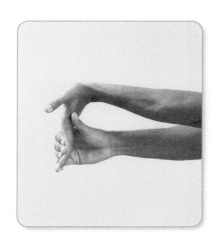

腕伸肌群拉伸

　　运动员向前伸出手臂，保持与肩同高，掌心朝上，手指伸直。然后将手腕从下往后拉伸，另一只手通过轻轻地后拉手指来辅助拉伸，并且在手腕返回原位前将手指和手腕保持在拉伸处2秒。双手各拉伸8~10次。

手腕内收拉伸

　　运动员一侧肘部屈曲90度，掌心朝内，另一只手向上移动手腕远离前臂直到手腕停止。这一姿势需保持2秒，然后返回到起始位置。双手各拉伸8~10次。

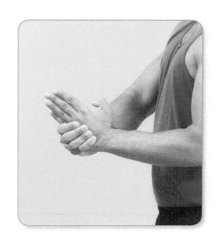

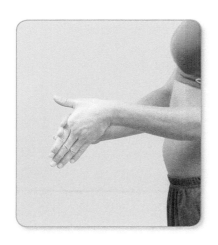

手腕外展拉伸

　　运动员一侧肘部屈曲90度，掌心朝内，另一只手向下移动手腕远离前臂直到手腕停止。这一姿势需保持2秒，然后返回到起始位置。双手各拉伸8~10次。

手腕旋后拉伸

运动员一侧肘部屈曲90度,掌心朝上。另一只手的手指置于正在拉伸的手的下方,抓住手的拇指侧,将手腕向扭离身体的方向拉伸。这一姿势需保持2秒。双手各拉伸8~10次。

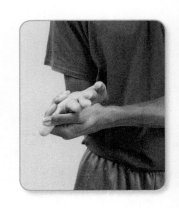

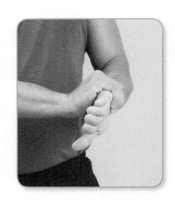

手腕旋前拉伸

运动员一侧肘部屈曲90度,掌心朝下。另一只手的手指穿过被拉伸的手,抓住小指侧的底部,将手腕向扭向身体的方向拉伸。这一姿势需保持2秒。双手各拉伸8~10次。

背部拉伸

运动员最常见的问题就是腰背疼痛。腰部和背部紧绷的肌肉也会导致运动员过度使用腿部和手臂的肌肉,从而造成疼痛。背部拉伸不仅可以保护背部,也能够保护身体其他部位的肌肉免受损伤。

仰卧双手抱单膝

运动员仰卧,一条腿的膝盖尽可能地压向胸部。双手置于膝盖上方并将膝盖拉向胸部。这一姿势需保持2秒。两条腿各拉伸8~10次。

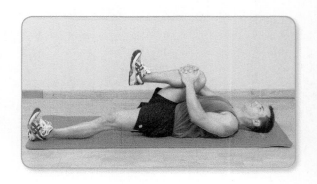

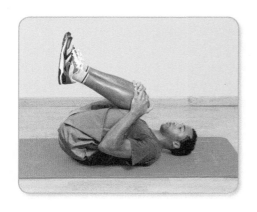

仰卧双手抱双膝

运动员仰卧，双腿膝盖尽可能地压向胸部，双手置于膝盖上方并将膝盖拉回。这一姿势需保持2秒。这一动作需重复8~10次。

坐姿屈膝躯干拉伸

运动员坐在椅子边缘并将脚放在地板上，双腿打开与肩同宽。身体向前倾的同时将手放在脚上，头部尽可能向椅子方向伸展。这一姿势需保持2秒，然后恢复原状。这一姿势需重复拉伸8~10次。

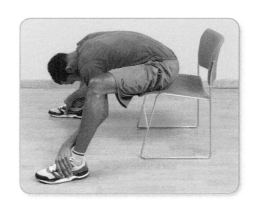

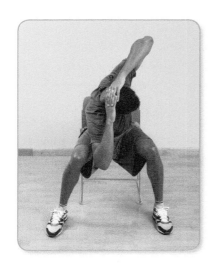

坐姿上身旋转拉伸

运动员坐在椅子边缘并将脚放在地板上，双腿打开与肩同宽，双手置于脑后。躯干向一侧旋转、前倾并使头部尽量往前往下直至双腿内侧。这一姿势需保持2秒，然后恢复原状。两侧各拉伸8~10次。

躯干侧弯拉伸

运动员站立，一只手置于腿的侧面并尽可能地向下伸展，另一只手置于头部上方，保持2秒后恢复原状。两侧各拉伸8~10次。

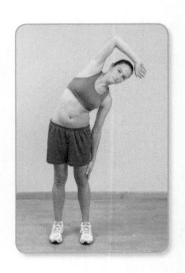

臀部与膝盖拉伸

膝盖是身体中最复杂的关节。只要是涉及跑步的运动，膝盖都要进行屈曲、伸展和旋转。髋关节肌肉会对膝盖造成影响。拉伸臀部和膝盖周围的肌肉能够预防损伤。

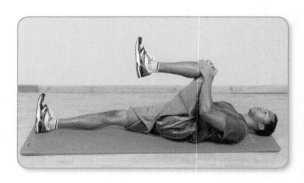

仰卧臀大肌拉伸

运动员仰卧，一条腿平放在地板上而另一条腿抬高，且膝关节屈曲90度。抬高腿的大腿与地板垂直，小腿与地板平行。此时通过手臂将抬高腿的膝关节向对侧的肩部拉伸，达到最大角度后保持2秒。两侧各拉伸8~10次。

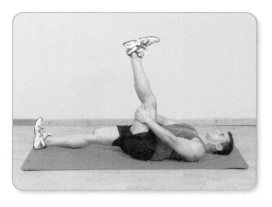

仰卧屈膝腘绳肌拉伸

运动员仰卧，一条腿平放在地板上，另一条腿的膝关节屈曲90度并抬高至大腿与地板垂直，小腿与地板平行。双手置于膝盖下方，然后逐渐伸直抬高腿，在接近最大的活动范围时保持2秒，然后恢复原状。两侧各拉伸8~10次。

仰卧直腿腘绳肌拉伸

运动员仰卧，一条腿平放在地板上，另一条腿伸直抬高，膝关节保持锁定。达到最大的活动范围时运动员可用双手握住膝盖并保持2秒，然后恢复原状。两侧各拉伸8~10次。

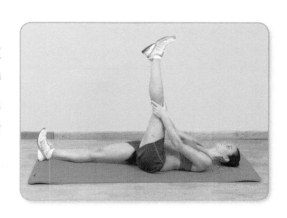

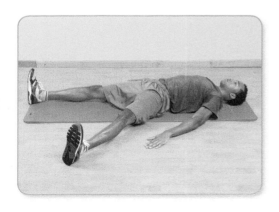

仰卧内收肌拉伸

运动员仰卧，双腿合并，然后一条腿逐渐外展，达最大活动范围后保持2秒，然后恢复原状。两侧各拉伸8~10次。

仰卧4字髂胫束拉伸

运动员仰卧,双腿合并,一条腿伸直抬高90度,然后足部横向移动跨过身体。达到运动员可承受的最大范围后,按照原来的移动方向回到起始位置。在此过程中髋关节应该保持贴在地面上。有必要的话可以使用同侧的手臂对拉伸的腿部施加一定的压力。两侧各拉伸8~10次。

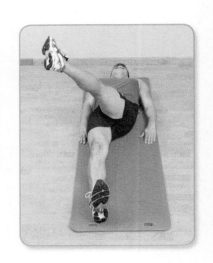

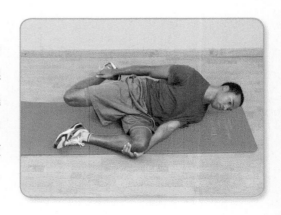

髋屈肌、腰大肌拉伸

运动员单膝跪地,前侧膝关节往前,后腿则尽量往后。躯干微微后倾,髋关节向前缓慢移动到最大的活动范围后保持2秒,然后恢复原状。双手可置于前腿以保持身体平衡。两侧各拉伸8~10次。

侧卧股四头肌拉伸

运动员侧卧,下侧腿的膝关节屈曲90度并提至胸前。同时另一侧的脚踝往后并用手握住,此时上侧腿的大腿应该与躯干形成一条直线。向后拉伸上方大腿前侧,保持2秒,然后恢复原状。两侧各拉伸8~10次。

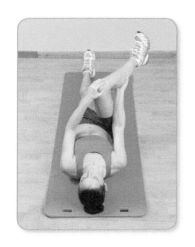

仰卧髋部内旋拉伸

　　运动员仰卧，一条腿平放在地板上，另一条腿的膝关节屈曲90度至大腿垂直于地板，小腿平行于地板。一只手置于膝盖上方，另一只手握住小腿后侧并向外拉伸，达最大范围后保持2秒，然后恢复原状。两侧各拉伸8~10次。

仰卧髋部外旋拉伸

　　运动员仰卧，一条腿平放在地板上，另一条腿的膝关节屈曲90度至大腿垂直于地板，小腿平行于地板。一只手置于膝盖上方，另一只手握住脚踝并往内侧旋转，达最大范围后保持2秒，然后恢复原状。两侧各拉伸8~10次。

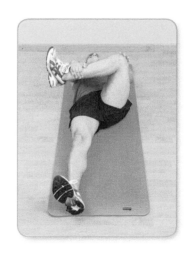

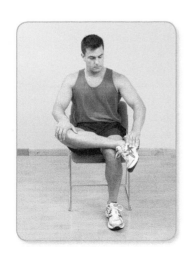

坐姿膝内侧旋转肌拉伸

　　运动员坐在椅子上，一条腿搭在另一条腿上，上侧脚的脚踝置于下侧腿的膝盖上方。然后手臂向下施压，将脚向下按压，达最大范围后保持2秒，然后恢复原状。两侧各拉伸8~10次。

坐姿膝外侧旋转肌拉伸

运动员坐在椅子上，一条腿搭在另一条腿上，上侧脚的脚踝置于下侧腿的膝盖上方。然后手臂向上发力，将上侧脚向上拉，达最大范围后保持2秒，然后恢复原状。两侧各拉伸8~10次。

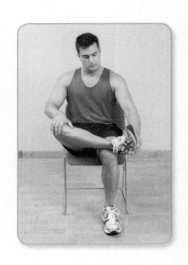

踝关节和小腿拉伸

运动中最常见的伤害之一是脚踝扭伤。过度使用小腿肌肉和踝关节本身的僵硬会增加踝关节受伤的可能性，防止踝关节受伤的最佳方法之一是最大化提升踝关节的灵活性。

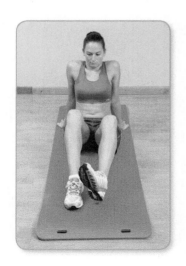

坐姿踝关节环绕

运动员坐在地板上，脚尖按顺时针和逆时针的方向画圈，每个方向做10~12次，完成一侧后换脚进行练习。

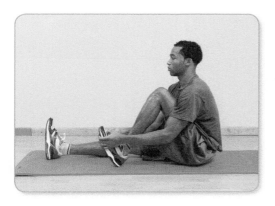

坐姿比目鱼肌深层小腿肌群拉伸

运动员坐在地板上，一侧膝关节屈曲，同时背屈同侧踝关节，在练习时可用手来增加踝关节的活动范围，达最大范围后保持2秒，然后恢复原状。两侧各拉伸8~10次。

坐姿跟腱拉伸

运动员坐在地板上，一侧膝关节屈曲，同时同侧脚的脚跟尽量靠近臀部。此时踝关节背屈，在练习时可用手来增加踝关节的活动范围，达最大范围后保持2秒，然后恢复原状。两侧各拉伸8~10次。

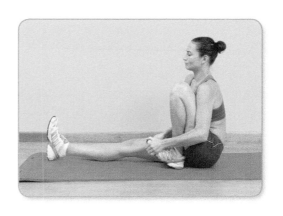

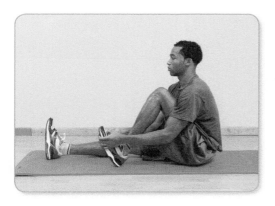

坐姿腓肠肌浅层小腿肌群拉伸

运动员坐在地板上，一侧膝关节屈曲，另一条腿伸直。伸直腿的踝关节尽可能背屈，达最大范围后保持2秒，然后恢复原状。两侧各拉伸8~10次。

坐姿踝关节内翻拉伸

　　运动员坐在地板上，一侧膝关节屈曲，另一条腿伸直。伸直腿的踝关节尽可能内翻，达最大范围后保持2秒，然后恢复原状。两侧各拉伸8~10次。

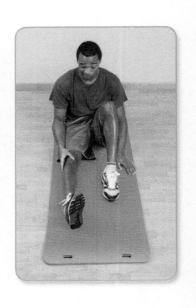

坐姿踝关节外翻拉伸

　　运动员坐在地板上，一侧膝关节屈曲，另一条腿伸直。伸直腿的踝关节尽可能外翻，达最大范围后保持2秒，然后恢复原状。两侧各拉伸8~10次。

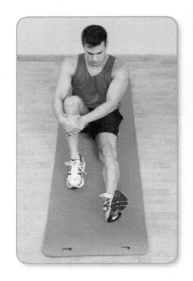

第 7 章

赛前按摩和赛后按摩

本章将复习用于赛前和赛后按摩的技术，然后针对赛前和赛后按摩提出一些建议。按摩路径分为上身路径和下身路径。有些情况下没有足够的时间对运动员的整个身体施加按摩。通过将按摩路径划分为上身和下身，按摩师可以判断哪条路径对于运动项目和运动员更重要。在执行上身和下身路径按摩时，按摩师应当改变按摩路径的顺序，在将运动员翻转到身体另一侧之前完成对运动员前部或后部的按摩。

本章还会提供有关按摩期间击打技术应用的时间及重复次数的建议。大多数赛前和赛后运动按摩都要快速完成，这是因为比赛时间的限制，以及比赛时需要进行按摩的运动员很多。按摩师应该尽量尝试并找到最合适的方法和方案。

赛前运动按摩

从第4章就开始提到，赛前运动按摩的目的是帮助运动员准备锻炼或竞赛，辅助运动员的热身，增加肌肉的血液循环，保持运动员关节的灵活性，防止伤害，提供锻炼前或赛前的心理刺激。运动员在赛前需要一些微小的帮助，如拉伸腘绳肌或按摩颈部。他们不是在寻找一个全身按摩或整个上身或下身的按摩。运动员在赛前可能会有些许的紧张，因此按摩师需要提供减少运动员紧张但不妨碍运动员准备比赛的按摩治疗。可以应用以下按摩路径来实现预期的赛前运动按摩效果。

圆周摩擦 ▶

圆周摩擦以交叠的双手按压皮肤进行圆周运动的方式加热身体组织，增加皮肤和皮下组织的血液供应。按摩师站在运动员的一侧从运动员对侧肩部开始按摩。圆周摩擦首先施加在肩部，并从肩部向下按摩背部。按摩师应该施加足够的压力，使手下的皮肤也进行圆周运动。皮肤不应粘在它正下方的肌肉上，而必须能够在各个方向自由移动。

摩擦手法 ▶

在赛前运动按摩中，摩擦手法通过手在皮肤表面的快速来回的动作施行。这种技术能够迅速产生热量，并为接下来的按摩做好准备。来回摩擦技术可用于按摩四肢。在应用作用于更深层组织的技术之前，应用摩擦手法对前臂和上臂或小腿和大腿这类较小的身体部位进行热身是不错的选择。快速摩擦通过在特定区域来回移动两只手实现。移动可以很快速地完成，通常只需要几秒即可完成身体某个部位的摩擦热身。它的主要目的是快速地在身体的局部产生热量。快速摩擦通常应用于手臂和腿部。

挤压和振颤手法 ▶

通过快速提举或摇晃运动员身体的某个部位来进行挤压或振颤。它用于刺激运动员的神经系统，通常在按摩快要结束时使用。

轻叩按摩法 ▶

轻叩按摩法通过双手快速、轻快的击打来给运动员的身体施加压力，压力的大小取决于被按摩的身体部位。轻叩按摩法包括击打、轻叩、轻砍、拍打和轻拍。轻叩按摩的类型也根据所施加的身体部位而不同。

按压手法 ▶

通过有节律地按压较深层的组织进行。摩擦手法用于加热表面组织，而按压则可以增加较深层组织的血液流量。

关节活动度技术▶

关节活动度技术通常是按摩师为运动员进行被动的关节活动，使得运动员关节可活动的范围达到比赛或训练的要求，在这个过程中运动员不需要进行主动发力。关节活动度技术可以刺激润滑运动员关节的滑液的产生。关节活动度技术还能为治疗性拉伸运动员的关节做好准备。

治疗性拉伸▶

治疗性拉伸是指对运动员的关节进行全范围的拉伸。在拉伸到最大限度时，按摩师可以感受到一定的阻力。一些类型的拉伸需要将运动员保持在拉伸位置长达数秒，而另一些类型的拉伸只需在拉伸位置保持2秒。保持2秒的拉伸通常会施行6至8次。治疗性拉伸的目的是帮助热身，增加肌肉组织里的血流量，缓解过度紧张，防止损伤发生（有关拉伸的详细信息，见第6章。）

进行赛前按摩

进行赛前运动按摩时，运动员一般会穿着比赛服或其他衣服。正如第4章所述，为了避免堵塞毛孔和造成不公平竞争，赛前按摩时通常不会为运动员抹油或润滑剂。赛前运动按摩一般持续10至15分钟，不会更长。因为按摩师不能让运动员过度放松而打瞌睡。按摩过程中可以适当播放快节奏的音乐，同时按摩师也需要在按摩时鼓励运动员。

上身赛前按摩主要针对上身的肌肉。一般来说，由于时间限制，进行赛前全身按摩比较困难。对于棒球、网球和高尔夫球等需要大量上身运动的体育竞赛来说，进行上身运动按摩能够防止不必要的运动伤害，让运动员快速进入状态。下身赛前按摩主要针对下身的肌肉，一般来说是为跑步等需要大量跑动的体育项目而进行的。

上身赛前按摩流程

上身背部 ▶

上身的更多肌肉主要集中在身体背部，因此按摩师会要求运动员俯卧。按摩背部肌肉有助于运动员放松，减少肩部和背部的紧张。按摩师需从身体背部和肩部的一侧开始进行按摩，然后按摩同侧的手臂。按摩师需在一侧执行步骤 1~10，然后在另一侧进行重复。

1. 对运动员的背部和肩部施行圆周摩擦。

2. 对背部上方靠近脊椎处施行3次按压手法。

3. 轻轻挤压颈部和肩部之间的区域。

4. 通过双手的快速来回动作，从手腕至肘部对前臂施行摩擦手法。

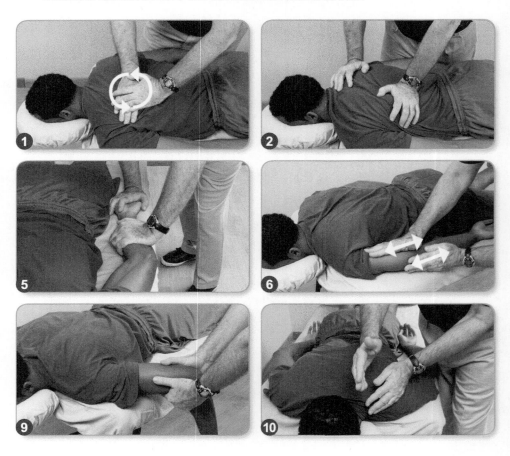

5. 从肘部至手腕对前臂施行3次按压手法。

6. 通过双手的快速来回动作，从肩部至肘部对上臂后部施行摩擦手法。

7. 从肩部至肘部对上臂后部施行3次按压手法。

8. 施行关节活动度技术，抬起和放下肩胛骨。按摩师将一只手放在三角肌前束下方，轻轻地将肩部抬起并放下。抬起肩部后放手，按摩师希望肩部掉回原来的位置。这个按摩动作能够缓解运动员肩部的紧张，重复3~4次。

9. 按摩师将手放在运动员上臂下方，轻轻地由内到外及由外到内来回摇摆上臂，对上臂施行关节活动度技术。

10. 从肩部到背部，来回施行轻叩按摩。

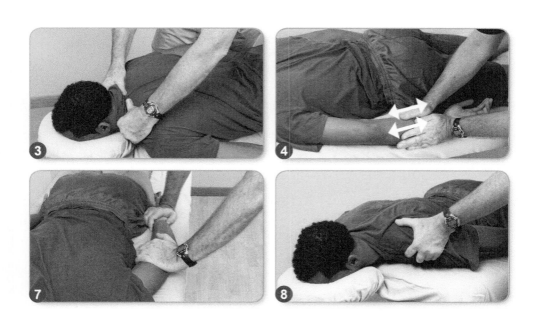

上身前部 ▶

此时按摩师已经可以进行上身前部的按摩了，运动员这时候需要转为仰卧位。按摩师需要牢记，赛前按摩的目的是在竞赛前充分激发运动员的活力。当运动员处于面朝上的位置时，按摩师能够在说话时与运动员有眼神交流。按摩师在运动员身体的一侧执行步骤1~11，并在另一侧重复该过程。

1. 通过双手的快速来回动作，从手腕至肘部对前臂施行摩擦手法，需要保持10秒。

2. 从肘部至手腕对前臂施行3次按压手法。

3. 通过双手的快速来回动作，从肩部至肘部对上臂施行摩擦手法，需要保持10秒。

4. 从肩部至肘部对上臂施行3次按压手法。

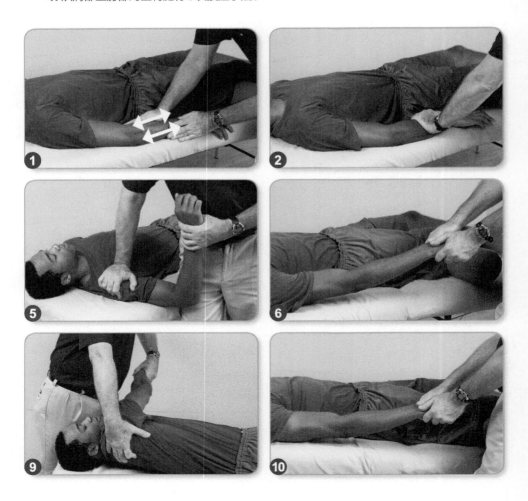

5. 对胸部、上臂和前臂施行3次按压手法。

6. 朝着足部方向拉伸手臂。按摩师用双手握住运动员的手并轻轻地将其拉向运动员的脚部方向。

7. 将手臂拉伸至远离身体处。按摩师用双手握住运动员的手，并将运动员的手臂保持与肩部同高，然后轻轻地将运动员的手臂拉离身体。

8. 将手臂轻轻地拉伸过头顶。按摩师用双手握住运动员的手，使运动员的手臂伸直抬过头顶，并轻轻地拉伸。

9. 轻轻地拉伸手臂越过身体前方。按摩师用双手握住运动员的手，使运动员的手臂伸直抬到肩部高度，然后将运动员的手臂拉伸过身体前方，到达肩部对侧。

10. 将手臂向下拉至运动员身体的一侧，并从上往下摇晃手臂。

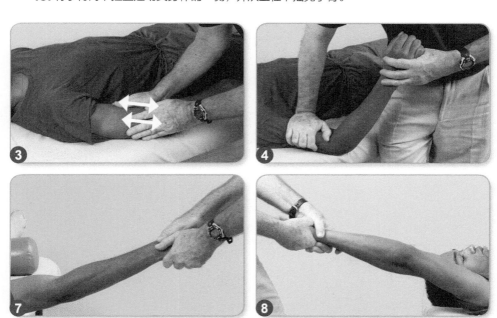

下身赛前按摩流程

下身后部▶

下身的按摩，开始时先让运动员俯卧进行，因为下身背部肌肉更大、更粗壮。赛前按摩先对下身背面施行按摩，然后再让运动员转过身来变成仰卧位来结束，按摩师可以在结束按摩的同时与运动员进行交谈。在与运动员进行沟通时眼神交流是很重要的。按摩师将步骤1~11应用于一条腿，然后在另一条腿上重复该过程。

1. 通过双手的快速来回动作，从膝盖至脚踝对小腿腓肠肌施行10秒摩擦手法。

2. 从膝盖到脚踝，分别沿着外侧、中间、内侧3条线路对小腿施行按压手法。每一条线路施行3次。

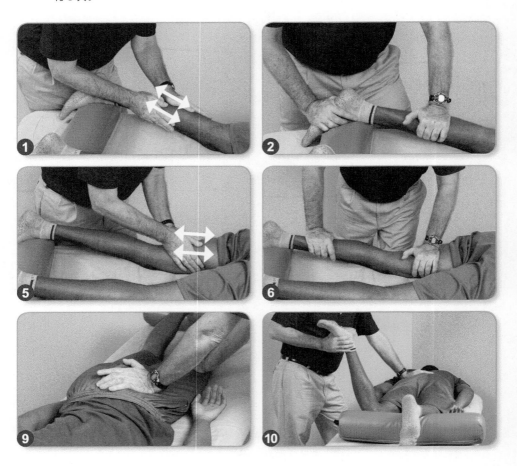

3. 从膝盖至脚踝对小腿三头肌施行3次提举和挤压。

4. 从膝盖至脚踝对小腿三头肌施行3次振颤。

5. 通过双手的快速来回动作，从臀部至膝盖对大腿后侧肌肉施行10秒摩擦手法。

6. 从臀部到膝盖，分别沿着外侧、中间、内侧3条线路对大腿施行按压手法。每一条线路施行3次。

7. 从臀部到膝盖对大腿后侧肌肉施行3次捏起和挤压。

8. 振颤大腿后侧肌肉，从臀部到膝盖施行3次。

9. 从臀部上侧开始对髋关节后侧的肌群进行按压，并在髋关节周围施行3次。

10. 将膝关节屈曲90度，内外旋髋关节，来回摇晃3次。

11. 对臀部和腿部施行轻叩按摩法3次，从臀部开始往下，直到大腿。

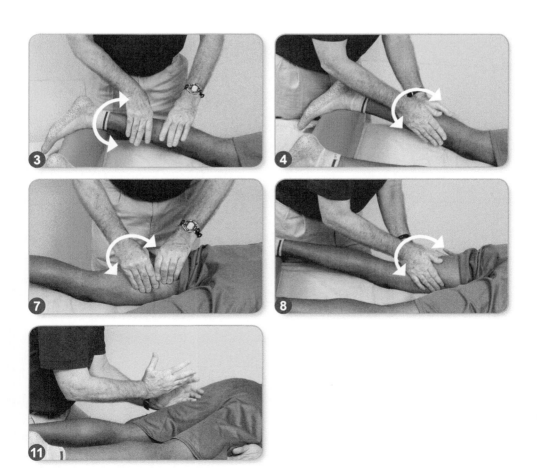

下身前部 ▶

按摩师先让运动员转身呈仰卧位。施行下身前部按摩可以从任意一条腿开始。按摩师将步骤1~11应用于一条腿，然后在另一条腿上重复该过程。

1. 通过双手的快速来回动作，从膝盖至脚踝对小腿前侧施行10秒摩擦手法。

2. 从膝盖到脚踝，分别沿着外侧、中间、内侧3条线路对小腿施行按压手法。每一条线路施行3次按压。

3. 从膝盖至脚踝对胫骨施行3次捏起和挤压。

4. 通过双手的快速来回动作，从臀部至膝盖对大腿施行10秒摩擦手法。

5. 从臀部到膝盖，分别沿着外侧、中间、内侧3条线路对大腿施行按压。每一条线路施行3次按压手法。

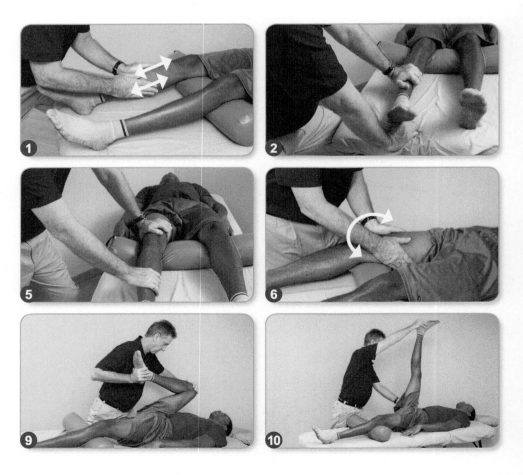

6. 从臀部至膝盖对大腿施行3次捏起和挤压。

7. 振颤大腿10秒。

8. 将脚踝向头部方向推并保持2秒，从而对小腿肌肉进行拉伸。需施行3次拉伸。

9. 通过移动膝盖至胸部来拉伸臀部后侧。对膝关节和髋关节施行关节活动度技术。把膝关节抬离按摩床并提至胸前，保持2秒并返回原状。每条腿都施行3次。

10. 直腿拉伸腘绳肌。先让运动员保持膝关节锁定，然后往上抬腿，当腿部向上抬至感觉到阻力时停止，保持2秒后恢复原状。施行3次拉伸。

11. 从臀部至膝盖对大腿施行10秒轻叩按摩。

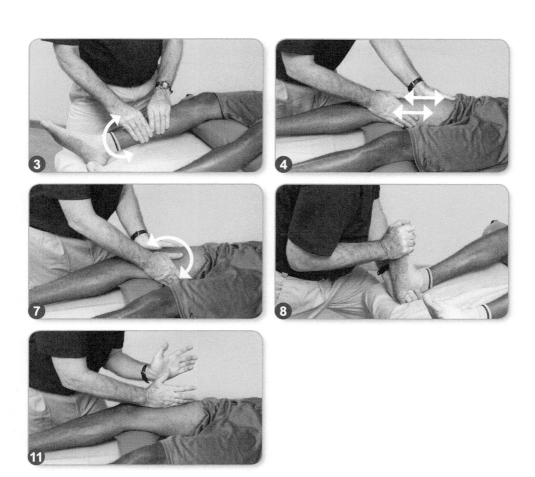

按摩之后

在进行赛前运动按摩之后，按摩师可能希望在按摩床上帮助运动员。当运动员坐起来时，按摩师应观察运动员的眼睛以确保其眼睛看起来警觉又清晰。有时候，当运动员站起来时，他们会感觉头晕目眩，因此按摩师应站在运动员旁边，以防他摔倒。当运动员离开按摩床时，按摩师应记得祝福他在即将到来的比赛或训练中好运。

按摩师可能是运动员在热身、锻炼或竞赛之前接触的最后一个人。赛前运动按摩应该是无痛的、令人兴奋的，是运动员在运动前期待体验的事情。赛前运动按摩不仅仅是运动按摩技术在身体上的应用，更是一个帮助运动员在精神和情感上准备好身体运动的过程。赛前按摩应激励运动员。

赛后运动按摩

赛后运动按摩通常是一个标准的例行程序。正如第5章所提到的，赛后运动按摩的目的是帮助运动员从训练或比赛中恢复。应当在训练或比赛之后腾出一些时间，使得运动员的心率、呼吸率和体温可以恢复到接近静息状态下的值，再进行赛后按摩。在按摩师开始赛后按摩之前，运动员不应再大量出汗。赛后运动按摩应该帮助运动员立即从训练或比赛中恢复，减少训练后的肌肉酸痛感，缓解肌肉痉挛，增强静脉回流，促进淋巴引流，恢复循环，恢复肌肉的柔韧性，以促进运动员训练或赛后的身心恢复。按摩师需要提供能够减少运动造成的酸痛的处理，但不治疗运动损伤。赛后按摩技术施行顺序如下。

加压轻抚法◉

加压轻抚法是由肌肉表面向肌肉深处应用的长距离滑动按摩手法，通常使用不同程度的压力来施行。在赛后运动按摩中，按摩师通常在开始时使用按摩油进行较轻柔的轻抚，以评估正在被按摩的组织的疼痛程度。在四肢的末端，按摩师尝试着用双手包住手臂或腿部，从远端向近端滑动来按压组织。在背部，按摩师从颈部开始，沿着脊柱两侧向下滑动。加压轻抚法产生的机械动力使体液从末端流向躯干，让新鲜的血液和淋巴液流入。加压轻抚法是辅助赛后按摩恢复的主要方法，因为它能够加速新陈代谢，把局部的代谢产物带离该部位。

揉捏法〇

揉捏法通过捏起、挤压皮肤及肌肉，使其脱离骨骼施行。揉捏法的目的是乳化代谢废物，分离组织层，破坏粘连，减少肌肉酸痛并减轻一般性疲劳。当揉捏法应用于赛后运动按摩时，按摩师不能太用力地挤压和捏起肌肉，以避免运动后酸痛。与加压轻抚法相比，按摩师开始时用力更小，并且逐渐增加力度，直到运动员能够承受的最大力度。

按压手法〇

按压手法是对肌腹进行有节奏的按压按摩的技术。在四肢，先沿着一条线对外侧进行按压，再对内侧进行按压。在背部，沿着脊柱两侧肌肉的线条上下按压。在胸部，按压手法施行于胸大肌。当施行按压手法时，按摩师应感觉到肌肉组织被按压。按摩师需控制好按压力度，使用不会使运动员感到疼痛的最大力度。在赛后运动按摩中目标肌肉可能已经酸痛，因此必须注意避免让运动员在按压过程中感到疼痛。此外，身体的某些部分总是比其他部分柔软。大腿内侧、上臂内侧和腹部的肌肉往往更柔软，无法承受过大的压力。

扩张按压法〇

扩张按压法通过使用双手从四肢的中心开始向下和向外按压，将压力施加到运动员的肌腹上。扩张按压法的目的是恢复运动后肌肉的长度和宽度。必须注意避免施加过大的向下压力，避免将压力过度扩张到四肢的边缘。向下的压力大可能会导致受伤，并且冲程的向外部分可能挤压四肢的边缘。扩张手法主要用于四肢，从四肢的近端逐渐过渡到远端。例如，使用扩张手法在大腿前部和小腿前侧肌肉上按压是不错的选择。

加压轻抚法▶

按摩开始和完成时都可以用按压轻抚法来舒缓皮肤和肌肉。该手法的速度和压力有助于抑制按压位置下的神经末梢。完成时使用按压轻抚法也让按摩师以平稳过渡的方式从运动员的身体的一部分移动到另一部分。按摩的两个重要方面是从身体的一部分顺利地移动到另一部分，从一种按摩技术顺利地过渡到另一种按摩技术。如果这些转换做得很好，远动员就不会注意到这些改变，按摩也会流畅自然。

治疗性拉伸▶

对于身体的任何给定部位的按摩应在结束时施行治疗性拉伸。当身体在比赛或训练后恢复正常状态时，运动员可能感到有点酸痛和僵硬。按摩通常会减少运动后的酸痛，但拉伸能使身体恢复灵活性和柔韧性。赛后运动按摩拉伸应该温柔、缓慢地完成。记住，赛后运动按摩是为了帮助运动员恢复到更稳定或更平衡的状态。如果后期按摩拉伸使运动员经历痛苦，则与按摩的目的相违背。

进行赛后运动按摩

在激烈的竞技运动中，运动员经常迫使他们的身体超出了正常的健康点。按摩师从不让运动员从终点线直接跑到按摩床进行按摩。运动员必须经过适当的放松练习，并能够应对赛后按摩时按摩师的问题。运动员应该能够回答简单的问题，如他现在的感觉以及身体的哪一部分最不舒服。赛后运动按摩可以帮助运动员的身体开始恢复。在运动员上按摩床之前，按摩师希望他们穿着得体。对于男运动员，适当的穿着通常是一条短裤；对于女运动员，适当的穿着通常是运动内衣和短裤。

在对下身进行按摩的过程中，按摩师更可能遇到运动员腿部抽筋的问题。对于抽筋有以下几种处理方式：一种方法是对正在抽筋的肌肉施行轻柔的拉伸。如果小腿开始抽筋，按摩师简单地把脚尖往膝盖方向推，并保持这个姿势，看看抽筋现象是否消失。有时最好的方法是让运动员从按摩床上站起来并来回走动，直到抽筋现象消失。在最坏的情况下，运动员身体的各个部位开始经历多次抽筋，按摩师应该呼叫紧急医疗救助。

上身赛后按摩流程

上身前部 ▶

按摩师首先让运动员面朝上躺着，这样可以在完成训练或比赛之后观察运动员感觉如何。如果运动员处于面朝上的姿势，按摩师就可以观察运动员的面部表情，并且更容易与运动员进行沟通。按摩师应当注意运动员对按摩的压力的反应以及关节活动度技术施行时运动员关节的僵硬度。按摩师将步骤1~13应用于运动员身体一侧的前臂、上臂和肩部，然后对另一侧的前臂、上臂和肩部重复该过程。

1. 从手腕至肘部对前臂施行10秒轻抚手法。

2. 从肘部至手腕对前臂施行3次按压手法。

3. 从肘部至手腕对前臂施行3次挤压和振颤。

4. 按摩手掌。按摩师将两个拇指放置在手掌的中间，之后朝着手指方向移动拇指。接着在手腕处施行关节活动度技术，来回地移动手腕3次，包括屈伸、内收和外展。

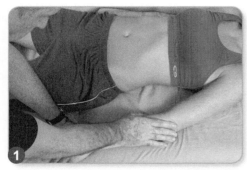
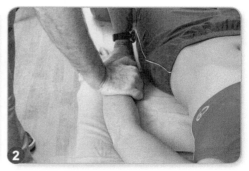
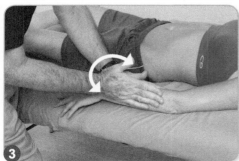
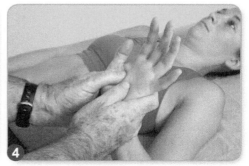

（续）

上身前部（续）

5. 从肘部至肩部对上臂施行 10 秒轻抚手法。

6. 从肩部至肘部对上臂施行 3 次按压手法。

7. 对上臂施行 3 次挤压和振颤。

8. 从胸骨至肩部对胸部的一侧施行 10 秒轻抚手法。

9. 从胸骨至肩部对胸部的一侧施行 3 次按压手法。

10. 对手臂和肩部施行关节活动度技术。抓住运动员的手和前臂，将手臂向运动员脚的方向拉。

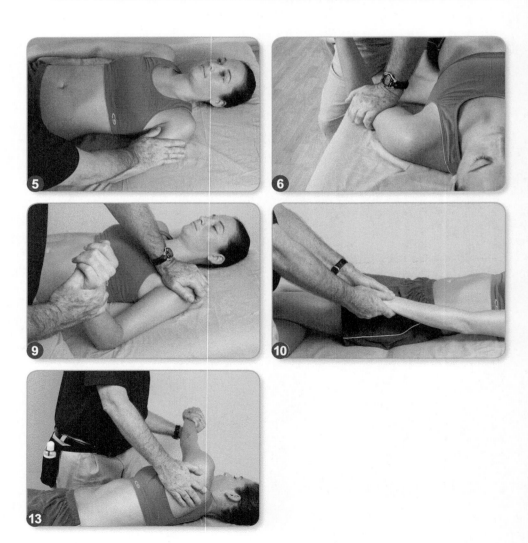

11. 将运动员的手臂伸直拉至肩部高度，拉离其身体的一侧。

12. 将运动员的手臂伸直拉至头部一侧，拉离身体。

13. 将运动员的手臂伸直拉至肩部高度，越过其身体。随后使运动员的手臂返回到按摩床上的静止位置。

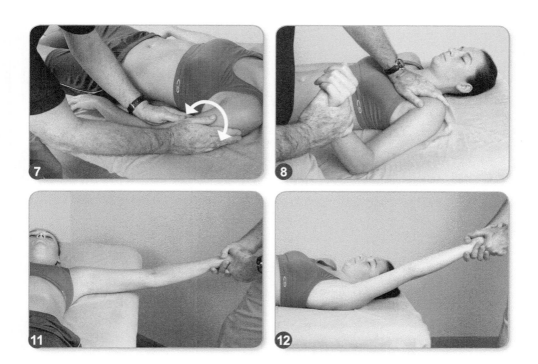

上身背部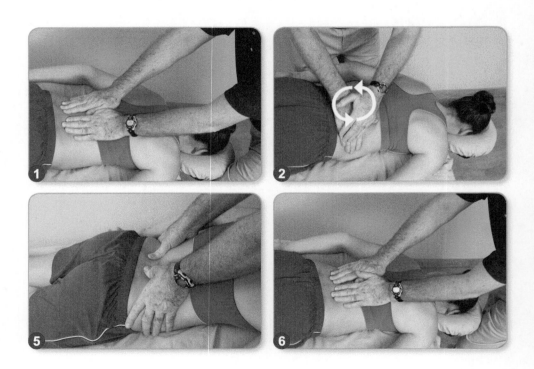

按摩师此时可以让运动员俯卧，便于完成上身的赛后按摩。当运动员处于俯卧位时，按摩师将不能轻易地观察运动员的反应。因为无法观察运动员的面部，此时按摩师必须更加注意运动员的身体对按摩做出的反应。按摩师对背部的一侧执行步骤1~15，然后在另一侧重复该过程。

1. 从肩部至臀部对背部施行30秒轻抚手法。在脊柱的每一侧使用双手从肩部开始滑向臀部，将按摩力度调整到运动员感到舒服的程度。

2. 从肩部至臀部施行30秒圆周摩擦。将一只手放在另一只手上并做圆周运动。

3. 从臀部至肩部对脊柱旁边的肌肉施行按压。沿此路线施行3次按压。

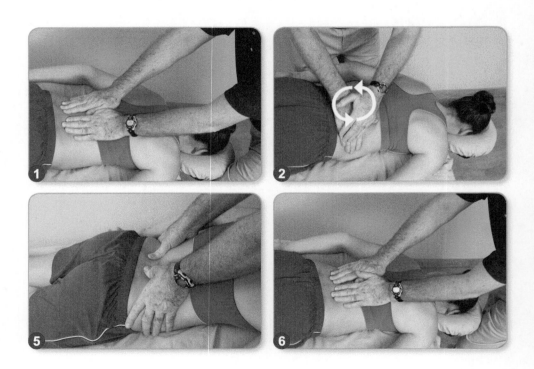

4. 对肩部顶部施行按压手法，从肩部外侧开始向颈根部按压。按摩师需站在按摩床的顶部来施行此手法。

5. 从肩部顶部向下至背部对脊柱的两侧施加轻柔的直按压力。使用拇指按压并保持8~12秒，将按摩力度调整到运动员感到舒服的程度。

6. 对背部施行30秒作为结束手法的加压轻抚法。按摩师在脊柱的每一侧使用双手施行按压，从肩部开始滑到臀部，将按摩力度调整到让运动员感到舒服的程度。

7. 从手腕到肘部对前臂前侧的肌肉施行10秒轻抚手法。

8. 从肘部到手腕对前臂前侧的肌肉施行3次按压手法。

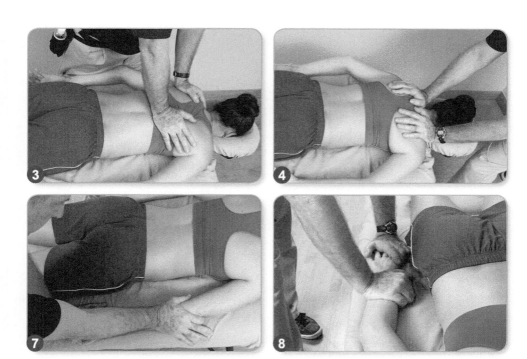

（续）

上身背部（续）

9. 对前臂的肌肉施行3次挤压和振颤。

10. 从肘部至肩部对上臂施行10秒加压轻抚法。

11. 从肩部至肘部对上臂施行3次按压手法。

12. 从肘部至肩部对上臂施行10秒挤压和振颤。

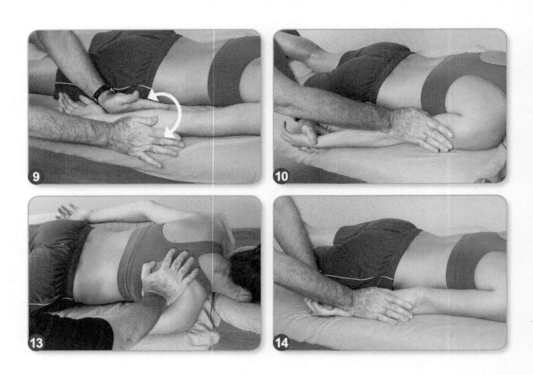

13. 使用一只手的手掌以有节奏的泵送运动对肩胛骨施行按压手法。

14. 从手腕至肩部对手臂施行10秒轻抚手法。

15. 以对背部的轻抚手法结束。

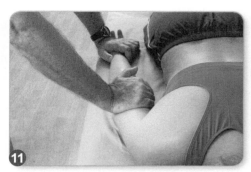

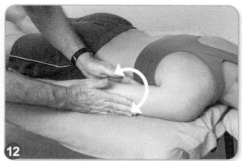

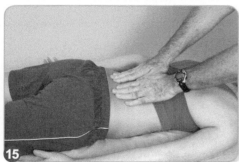

下身赛后按摩流程

下身前部▶

按摩师先让运动员面朝上躺着，并在一条腿上执行步骤1~12，然后在运动员的另一条腿上重复该过程。

1. 从脚踝至膝盖对小腿前侧施行10秒使用按摩油的轻抚手法。

2. 从膝盖至脚踝对小腿前侧肌肉施行3次揉捏手法。

3. 从膝盖至脚踝分别沿着外侧、顶部和内侧3条线路对小腿前侧肌肉施行按压手法，每一条线路施行3次。

4. 从膝盖至踝部施行3次扩张按压法。

5. 从膝盖至脚踝对小腿前侧施行3次挤压和振颤。

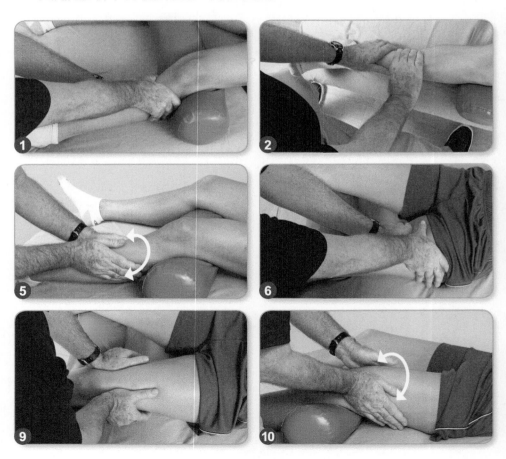

6. 从膝盖至臀部，对大腿前部施行10秒使用按摩油的轻抚手法。

7. 从臀部至膝盖，分别沿着内侧、中间和外侧3条线路，对大腿前侧肌肉施行揉捏手法。每一条线路施行3次。

8. 从臀部至膝部，沿着3条线路将按压手法施行到大腿前侧肌肉上。每一条线路施行3次。

9. 从臀部至膝盖对大腿前部肌肉施行扩张按压法。

10. 从臀部至膝盖对大腿前部肌肉施行3次挤压和振颤。

11. 对腿部施行将膝盖推向胸部的关节活动度技术。让运动员进行直腿抬高，并且将腿直立在空中之后，再让他屈曲膝关节，然后轻轻地将运动员的膝盖推到胸部。在膝盖到胸部施行3次被动的活动，然后将运动员的腿返回到按摩床上的静止位置。

12. 施行直腿抬高。让运动员保持膝关节锁定，将一条腿伸直抬离按摩床，达到最大限度后停顿2秒，再返回台上的静止位置，这样施行3次直腿抬高。

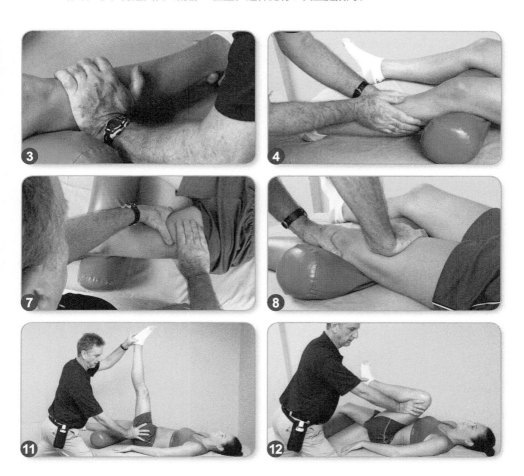

下身后部 ▶

　　按摩师让运动员俯卧在按摩床上，并在运动员脚下放置靠垫。运动员保持这个姿势小腿不易抽筋。按摩师需在一侧的腿部和臀部完成步骤1~14，然后在另一侧重复。

1. 从脚踝至膝盖对小腿肌肉施行10秒使用按摩油的加压轻抚法。

2. 从膝盖至脚踝对小腿肌肉施行3次揉捏手法。将按摩力度调整到让运动员感到舒服的程度。

3. 从膝盖至脚踝，分别沿着外侧、中间和内侧3条线路对小腿肌肉施行按压手法。每一条线路施行3次。

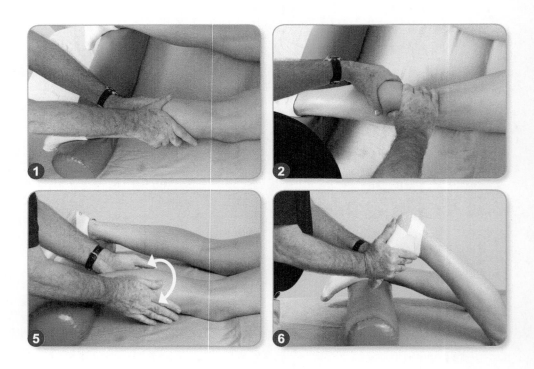

4. 从膝盖至脚踝对小腿腓肠肌施行3次扩张按压法。

5. 从膝盖至脚踝对小腿腓肠肌施行3次挤压和振颤。

6. 通过将运动员前脚掌向头部方向推来轻轻地拉伸小腿肌肉，保持2秒后恢复原状。这一动作需重复3次。

7. 从膝盖至臀部对大腿后侧肌肉施行10秒使用按摩油的加压轻抚法。

8. 从臀部至膝盖，分别沿着内侧、中间和外侧3条线路对大腿后侧肌肉施行揉捏手法。每一条线路施行3次。

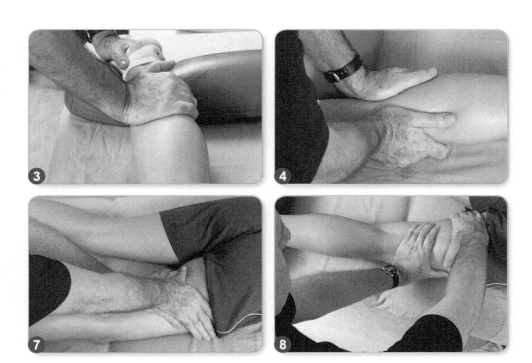

（续）

下身后部（续）

9. 分别沿着内侧、中间和外侧3条线路对大腿后侧肌肉施行按压手法。将按压手法调节到让运动员感到舒服的程度并施行3次。

10. 从臀部至膝盖对大腿后侧肌肉施行3次扩张按压法。

11. 从臀部至膝盖对大腿后侧肌肉施行3次挤压和振颤。

12. 抬起运动员的腿并向臀部方向移动，轻轻地拉伸3次。

13. 按摩师使用手掌对运动员大腿后侧肌肉施行按压手法，从后臀部的顶部开始并围绕髋关节进行按压。

14. 对臀部施行关节活动度技术。按摩师使用一只手将运动员的腿抬高，使膝关节屈曲90度，另一只手放在运动员臀部以按压臀部的肌肉。将脚踝里外移动3次后恢复原状。

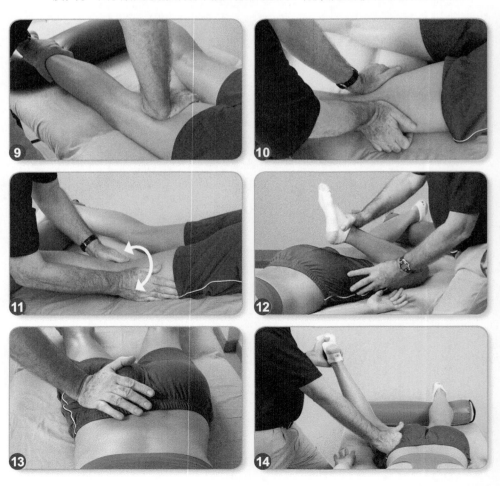

按摩之后

在完成赛后运动按摩之后，按摩师可能需要扶着运动员下按摩床。当运动员坐起来时，按摩师需要观察运动员的眼睛，确保她的眼睛看起来警觉，头脑也非常清醒。运动员在训练或比赛后会感觉到筋疲力尽，可能会有轻微的脱水。有的运动员在这种情况下站起来会感觉头晕目眩。在运动员重新开始运用她的肌肉迈开第一小步离开按摩床时，可能会出现抽筋现象。在极度炎热或寒冷的天气里，按摩师需要确保运动员回到外界时穿着要合适。

第8章

恢复按摩

恢复运动按摩的目的是减少疼痛、恢复血流量、增加运动范围、促进淋巴引流，并重新建立人体平衡和幸福感。与赛后按摩相比，恢复按摩不适合采用深层按摩手法，因为深层按摩手法会导致运动员的身体受到刺激。恢复按摩通常要在赛后一到三天进行。这个间隔时间确保了运动员的身体已经足够稳定并有更多的机会恢复平衡。但是对于耐力项目而言，身体在24小时后也不可能完全恢复。因此，在该期间进行的按摩叫作恢复按摩。当运动员经过长时间训练或比赛后，他们的身体可能会轻微脱水、发炎、疲惫、受伤并充满抑制疼痛的内啡肽。因此，运动员不能准确地感觉到按摩和拉伸对他们的身体具有什么效果。这也就导致了运动员无法为按摩师提供关于按摩深度和压力的准确反馈。

恢复运动按摩可以是全身按摩。与赛前和赛后按摩不同，恢复按摩不是在比赛现场进行。恢复按摩所需的时间对于预期的比赛结果并不至关重要。赛前按摩通常持续约15分钟，赛后按摩通常持续不超过30分钟，但恢复按摩可能需要60至90分钟。恢复按摩的技术可选用相对于比赛按摩更缓慢、更深层次的按摩手法。按摩师可以试图找到运动员身体中疼痛和发炎部位，通过按摩来帮助运动员恢复。恢复按摩应比较缓慢，以避免按摩过程中出现疼痛，并且这一项按摩技术旨在抑制、安抚和舒缓运动员的神经系统。运动员在恢复按摩中可能从头到脚都有疼痛，或者要求只按摩腿部或背部。在恢复按摩时，究竟是全身按摩还是只按摩某个身体部位，应该由运动员自己决定。

恢复按摩评估

在提供恢复按摩之前，按摩师应查阅运动员的历史并与运动员进行简短沟通。按摩师应确保运动员在治疗前充分休息，并补充了足够的水分和饮食。大多数情况下，按摩师能够观察出运动员的表情，如高兴、伤感和疼痛。准确了解运动员的心情是进行恢复按摩的第一步。如果运动员伤心、愤怒或疼痛，那么按摩师就应该显得严肃一些。按摩师的情绪应该适应运动员的需要。有时候按摩师也可根据运动员心情知道前一天的比赛结果。

如第1章中的表格所示，运动员的姓名、日期和从事的运动需要记录下来。这能让按摩师更熟悉每个运动员和每项运动所需的治疗类型。按摩师一天会接待来自不同团队的25至30名运动员。初诊表有助于按摩师分析运动员需要哪种类型的运动按摩和治疗。

运动员的初诊表通常会附有一张人体全身图，运动员在图上做标记之前，通常会从不同方向移动自己的身体。这个过程有助于运动员充分了解自己的身体。通过了解身体哪个部位存在疼痛和哪个部位需要治疗，运动员能够更好地与按摩师进行沟通。通过与运动员沟通并了解运动员的需求，按摩师能够调整按摩的技巧和使用的压力，更好地满足运动员身体的需求。

表格背面应包含让按摩师记录评估信息、所用按摩技巧和按摩结果的位置。最令运动员沮丧的事情是，每次治疗都需要他向新的按摩师解释自己的情况。如果按摩师保持准确的记录，则其他按摩师也可以了解运动员以前的治疗情形、使用哪种按摩技术以及运动员的身体反应如何。保持准确的记录还能够让按摩师监控运动员在一段时间内身体对治疗的反应。

记录恢复按摩治疗时，应主要体现三个重要信息：运动员的情绪（好、坏或平静），运动员的疼痛水平（更多、更少或不变），运动员的关节活动（更大活动范围、更小活动范围或保持不变）。记录这三个信息让按摩师能够评估对运动员过往治疗的有效性。如果运动员心情良好、疼痛减轻并且轻松移动身体，则显示按摩治疗有成效。按摩师可以通过观察来确定运动员的情绪。按摩师可以观察运动员的行动并注意其对按摩力度的反应来了解其疼痛水平。按摩师可以通过在按摩期间移动运动员的关节以及在按摩之后观察运动员的行动来确定其关节活动范围是否得到改善。如果按摩治疗结果不够理想，那么按摩师应该坐下来与运动员沟通如何调整按摩治疗方案。

查看运动员如何标记人体全身图有助于确定按摩方案。询问运动员标记人体图时遇到的问题也能够帮助按摩师进行更有效的按摩。运动员经常会大面积标记整个背部、双腿和双臂。大面积标记通常表明整体肌肉的酸痛。当治疗整体肌肉酸痛时，通常使用非特定性按摩技术，如轻抚、揉捏、按压和扩张按压法。

当运动员用小圆圈或X标记人体全身图时，就表明运动员有特定的疼痛部位需要治疗。按摩师可以询问运动员在运动中是否受过伤，了解运动员的疼痛有多久了，以及是否经评估确定了受伤原因。这些对于按摩治疗都至关重要。诊断与身体健康有关的问题通常不属于按摩师的服务范围。当运动员针对严重病情寻求治疗时，按摩师应该了解医生是否已经做出过病情诊断。

当没有其他医疗保健专业人员可提供帮助时，按摩师在治疗运动员时应该小心谨慎，特别是当运动员患有急性损伤且处于剧烈疼痛时。有些损伤通常需要按摩师在运动训练室治疗：疼痛处、触痛点、肌肉过度使用和紧张、肌肉拉伤和关节扭伤。了解这些疼痛的病情原因对于采取正确的治疗方法至关重要。

本书涵盖的内容不包括深层次的评估技巧，但通过简单的直按测试能够让按摩师避免对不宜治疗的部位进行按摩。直按测试的方法为：找到人体全身图中标记的最敏感部位并对该部位施加适度的压力。当对疼痛部位施加适度压力时，该部位通常会有非常明显的疼痛或不适。通过持续的压力，这种紧张感应该会降低（10至12秒），因为神经系统和肌肉在受到刺激时会做出快速反应。神经系统感觉到这种由于直按而造成的紧张，肌肉系统则会根据感觉进行适应。

如果该部位的疼痛或紧张感不能快速降低，则意味着人体组织不能正常工作，损伤仍处于急性期。这时不建议对疼痛部位继续进行按摩。相反，按摩师应该遵循

RICE原则进行处理，这是一种软组织损伤急救原则，包括休息、冰敷、加压包扎和患肢抬高。如果遵循RICE原则进行治疗属于按摩师的工作范围，则对于承受适度压力时无法减少紧张感的疼痛部位，遵循RICE原则进行治疗将是首选。在大多数情况下，对于细微的疼痛，人体恢复时间为48至72小时。每天在运动员的疼痛部位进行2至3次冰疗能够有效地缓解疼痛。按摩师可以针对运动员身体无法按摩部位的周边进行按摩，直至该部位的病情得以改善。

恢复按摩技术

恢复运动按摩的技术应侧重于"恢复"。按摩师应当具备良好的按摩技术和对力度的恰当把握。恢复运动按摩合并了一些在赛前、赛后按摩中未涉及的技术，如剥离手法、直按和交错摩擦。剥离手法让按摩师能够通过接触大面积肌肉来快速确定是否存在疼痛处、触痛点或炎症。按摩师对疼痛部位施加直按并保持，能够让疼痛部位产生从尖锐刺痛到钝痛的感觉。轻柔的交错摩擦技术应用到附着的肌肉和骨骼的连接处，能够减少肌腱的酸痛感。

剥离手法、直按、交错摩擦能够在恢复按摩技术中发挥治疗作用。这些按摩技术更有力度，因此让运动员的身体在休息一段时间之后进行更合适。在休息一段时间后，肌肉上的持续压力通常会使肌肉更放松。交错摩擦能够在恢复按摩期间减少肌肉酸痛和痉挛，但这种技术可能导致肌肉组织发炎，因此这种技术不适用于赛前和赛后按摩。

加压轻抚法 ▶

加压轻抚法采用适度的压力施加在身体的某个部位。加压轻抚法可快可慢，用于刺激或镇静神经末梢。加压轻抚法通过释放人体的组织胺，达到促进血液循环的作用。组织胺释放有助于舒张毛细血管壁。加压轻抚法通过使用机械压力推动血液来增强静脉回流，有助于淋巴运动。加压轻抚法是在恢复运动按摩期间应用的最重要的方法之一。

当执行加压轻抚法时，按摩师需要给运动员身体涂抹油、乳液或膏霜。如果不涂抹润滑剂，按摩师的手与运动员皮肤之间的过度摩擦，会导致按摩不舒服。按摩运动员身体的各个部位时，需要使用不同数量的润滑剂，这需要按摩师不断地摸索。按摩师应当使用足够的润滑剂来保证手在被按摩部位上的滑动。润滑剂的量取决于润滑剂的类型和运动员的肤质。如果运动员的皮肤干燥，则需要使用较多的润滑剂来保持滑动。按摩开始时使用少量润滑剂，在按摩过程中可以不断增加润滑剂。如果按摩师在一开始使用太多的润滑剂，则必须要用毛巾擦掉一些。按摩师应询问运动员是否喜欢用润滑剂。有些运动员可能对某种润滑剂过敏。按摩师在运动员身体上涂抹任何东西都应提前征询运动员的意见。

揉捏手法 ◖

揉捏手法是一种抓起、挤压和按压组织的按摩技术。揉捏手法能够加速血液流动，增强新陈代谢，通过分离组织层打破粘连，防止肌肉痉挛，减少肌肉酸痛以及缓解疲劳。在恢复运动按摩中，这种技术有助于打破组织层之间的粘连，让身体从不活动和睡眠状态中恢复过来。

按压手法 ◖

按压手法主要针对肌腹，通过按摩师的手或脚有节奏地进行按摩。按摩师通过在手、脚和身体坚硬表面（如骨头）之间捕获肌腹来施行按压。有节奏的按压技术能够促进肌肉血液循环，舒展肌肉纤维。剧烈的运动会导致肌肉酸痛，引发肌肉痉挛。肌肉痉挛会导致血流量减少和肌腹纤维缩短。恢复运动按摩中的按压手法能够舒展肌肉纤维，从而增加血流量，增强肌腹恢复力。

剥离手法 ◖

剥离手法通过在大块肌肉上滑动按摩来确定疼痛的部位。剥离手法使用手或拇指沿着肌肉从肌肉远端滑动按摩至肌肉近端。剥离手法可以与关节活动练习同步进行。

以下是应用剥离手法的示例：运动员在恢复按摩时经常抱怨小腿前侧酸痛。这时可以让运动员背屈踝关节（脚朝向头部），应用剥离手法。按摩师将拇指放在胫骨远端。当按摩师将拇指沿着胫骨的远端滑向膝盖时，运动员将脚指向地板。剥离手法可以重复3至4次，这能够减轻小腿酸痛。如果在应用剥离手法期间找到了肌肉中的触痛点，按摩师可以停止剥离手法，并在触痛点上应用直按压力，直到疼痛消退。

直按压力 ◉

在找到脆弱部位或触痛点后，可以使用直按压力减轻疼痛。按摩师通过使用拇指、其他手指、手掌、手肘或脚部在单一位置按压并保持恒定压力来进行直按。如果运动员感觉舒适，那么就需要保持恒定的压力。肌肉运动神经通过适应增加的压力做出反应。当停止直按时，肌肉痉挛将得到缓解，提高血流量和关节活动范围。直按压力还有助于增加组织的感觉刺激，让运动员能够对身体特定部位的感觉更灵敏。

肌纤维交错摩擦法 ◉

肌纤维交错摩擦法的目的是温和地搓动软组织。这种温和搓动能够促进血液循环，缓解肌肉痉挛，软化形成瘢痕组织的基质，让瘢痕更柔韧。肌纤维交错摩擦法（或称深度横向摩擦法）使用手指在肌肉、肌腱或韧带上施加稳定一致的压力。在恢复运动按摩中应用肌纤维交错摩擦法时，通常在施加直按压力之后应用。肌纤维交错摩擦法不应引起被治疗部位的不适。

扩张按压法 ◉

扩张按压法的目的是横向抚平肌腹，增加肌腹长度。更长更宽的肌肉能够更有效地收缩。按摩师用双手在运动员肌腹处进行按压。在四肢上通常使用向下、向外的压力。扩张按压可以在进行关节活动练习时进行。在恢复运动按摩中，扩张按压法通常应用于某个部位的治疗结束时，其目的是帮助肌肉接受更具体的按摩技术。

在运动员身上应用按摩技术时，应该从较小的力度开始，逐渐变为较大的力度，然后再变回较小的力度。这样的按摩方式会让运动员更舒服。将扩张按压法与加压轻抚法结合在一起，对人体四肢是最佳的按摩手法。

挤压和振颤手法 ▶

快速的挤压和振颤能够刺激肌肉组织，而缓慢温柔的挤压和振颤可以缓解肌肉的紧张程度。这一按摩方法需要举起运动员手臂和腿部，并摇动皮肤和肌肉。挤压和振颤是恢复运动按摩的结束按摩手法，它有助于按摩治疗的下一个手法，即拉伸。

关节活动度技术 ▶

关节活动度技术通过主动或被动的关节活动来完成。被动的关节活动一般应用于活动关节和增加关节的本体感觉，主动的关节活动能够在施行其他的按摩技术的时候，提高其影响或提供更大的强度。直到按摩师通过各种拉伸来移动运动员的关节，运动员才感觉到自己关节和肌肉的疼痛。运动员如果对自己的身体需要按摩的部位不了解，就不能够要求按摩师只按摩身体的某个部位。摇动关节能够活动关节以及关节上的肌肉，从而增强运动员对关节的感觉意识。在完成技术按摩后，关节活动度练习有利于运动员肌肉的再教育。在按摩师给肌肉施行任何按摩技术之前，肌肉自身都会具备一定的张力。在按摩师对肌肉施行技术按摩之后，肌肉的张力程度就会改变。当按摩师对关节进行关节活动范围的练习时，运动员身体的神经系统以及肌肉就会发生变化。

治疗性拉伸 ▶

拉伸技术适用于身体关节的活动范围。拉伸包括主动拉伸与被动拉伸两种形式。主动拉伸是通过运动员收缩他们的肌肉来移动身体的某一部分完成的，被动拉伸则是按摩师通过关节活动练习来移动运动员身体的某一部分完成的。拉伸的目的是为肌肉进行热身、减少僵硬程度、增加关节活动范围和修复受伤部位。治疗性拉伸在恢复按摩中能够恢复肌肉的血流量，减少运动后的酸痛并促进肌肉恢复自然功能。

进行恢复按摩

恢复运动按摩根据按摩程度不同，一般持续30至90分钟。在恢复按摩期间可适当播放轻松的音乐，与此同时，按摩师应当对运动员肌肉和疼痛症状进行观察。在进行按摩期间也可以适当使用油或润滑剂。在进行恢复运动按摩时，运动员需穿着少量的衣服进行按摩。在这种情况下，按摩师会提供适用的覆盖物。

进行按摩之前，按摩师应当查看运动员已经填写好的全身图，同时要结合此图中的信息对运动员进行简短的询问，从而为运动员量身制定最合适的治疗方案以及合适的体位。按摩师应让运动员从按摩开始直到结束时尽可能感觉到舒服。当进行恢复按摩时，运动员开始时躺卧的方向或体位要取决于运动员的反馈。在恢复按摩阶段，如果运动员身上有肌肉痉挛，按摩师需要优先按摩这一部位，并保证后续的按摩治疗可以更舒服。恢复按摩最好是让运动员以仰卧位开始，这样能够方便交流并观察运动员在接受按摩时的面部表情。

恢复按摩流程被分为上身按摩与下身按摩，按摩师如果时间不够可以选择按摩其中一项，如果时间允许也可以选择全部按摩。在大多数情况下，恢复按摩从运动员仰卧位开始。做全身按摩时，按摩师应该在运动员翻身之前完成身体一侧的按摩，因为运动员来回多次翻身是不舒服的。

上身按摩流程

上身前部 ▶

这一流程开始于运动员处于面朝上（仰卧）、手掌心朝下的状态。将一个垫子放在运动员膝盖下面。运动员前臂是开始进行恢复按摩的较好的部位，因为运动员对这一部位比较不敏感。施行恢复按摩技术的顺序应该为，从前臂到手、上臂、肩部，然后是胸部。按照这一顺序进行按摩能够确保按摩技术循序渐进。按摩师在运动员身体的一侧按照步骤1~23进行按摩，然后在身体另一侧的前臂、上臂、肩部和胸部重复该过程。

1. 从手腕至肘部对前臂伸肌群施行加压轻抚法。

2. 用手掌从肘部至手腕对前臂伸肌群施行3次按压手法。

3. 从肘部至手腕对前臂伸肌群施行剥离手法。期间随时关注运动员的反馈。

4. 对前臂肌肉施行直按压力。在施行剥离手法时，如果运动员哪个部位觉得特别疼痛，就施行直按压力。对于按摩的力度，应该及时询问运动员。

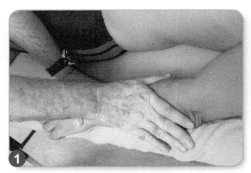

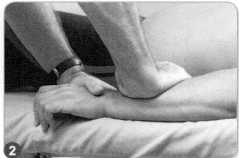

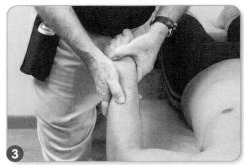

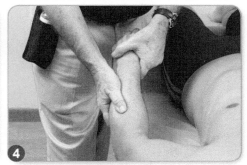

（续）

上身前部（续）

5. 对肘外侧上髁（外侧上髁上的突出）施行温和的肌纤维交错摩擦法，许多的腕伸肌肉都起于这里。按摩师可以用拇指在此处来回进行交错摩擦按摩。将按摩力度调整到让运动员感觉到舒服的程度。

6. 从肘部至手腕对前臂伸肌施行扩张按压法。按摩师将手掌心置于运动员前臂伸肌群中心，两只手向着外侧的方向按摩。将按摩力度调整到让运动员感觉到舒服的程度。

7. 对前臂肌肉施行挤压与振颤。按摩师抓着运动员的手振动运动员的前臂。将运动员的前臂放在双手之间，前后移动和挤压。

8. 屈曲手腕使手掌向前臂靠拢，以拉伸前臂肌肉。按摩师握住运动员的手腕，在屈曲位置停留2秒，然后恢复原状。施行3次拉伸。

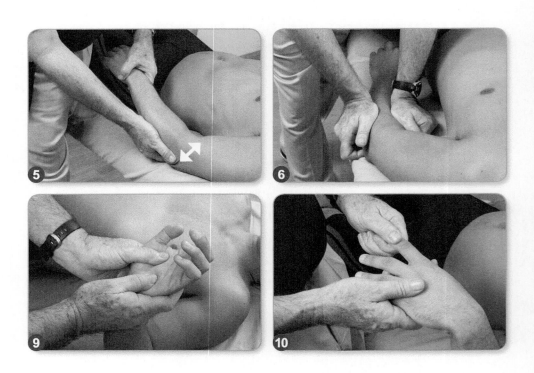

9. 按摩师用两个拇指按摩运动员手掌。按摩师用两个拇指从手腕中间向外对手指施加压力。按摩师从掌心中心的拇指开始，并从手掌中心向手外施行多次的剥离手法。

10. 根据运动员的运动项目和场上位置的不同，其手指也可能需要治疗。用食指和拇指摩擦每个手指的指节和手指之间的位置，在手指和拇指在接头之间的位置上来回运动进行摩擦。

11. 如果情况允许，将关节活动范围施行于手指。这需要轻轻地推动手指的背部来实现。将手指的底部推向手掌，用按摩师的拇指在运动员手指的尖端上移动并使手指远离手掌，然后轻轻地将拇指从手掌上拉开。所有这些动作可以完成3次。

12. 将关节活动度技术施行于手腕。来回轻轻地移动运动员的手腕，包括屈曲、伸展和侧屈。每个方向施行3次。

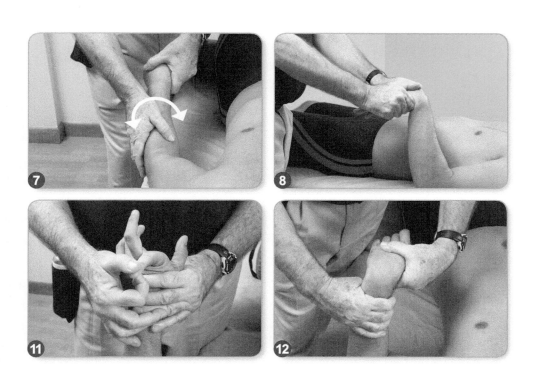

（续）

上身前部（续）

13. 从肘部至肩部对上臂施行加压轻抚法。用手围绕着上臂，并将手从肘部向肩部滑动。

14. 从肘部至肩部对上臂施行3次按压法。手掌在从肩部到肘部的直线上施加压力，一直到上臂的顶部。询问运动员关于上臂压力的反馈。

15. 从肘部上方至肩部对上臂施行剥离手法。这个过程中不要按入肘部的中空部位，因为动脉、静脉和神经都要通过这个部位。可以从肘部中空部分的正上方到肩部对上臂轻轻地施行剥离手法。

16. 对上臂施行直按压力。对上臂施行轻轻的剥离手法时，按摩师可停在遇到痛处的任何地方，施行直按压力，在痛处保持8~12秒的直按。上臂通常是按摩的敏感部位，对于运动员来说，上臂的压力应当总是舒服的。

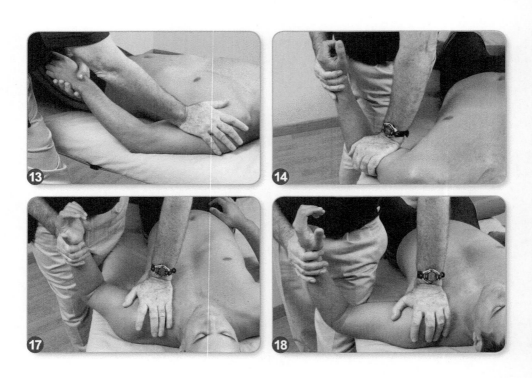

17. 对胸部施行加压轻抚法。用手指在胸部上方的胸骨上滑动，然后手掌向外朝向肩部。（当按摩女性运动员时，毛巾应总是覆盖在胸部上。从胸部中心到肩部对胸部上方和锁骨下方的上胸肌施行按压。）施行3次按压。胸部对运动员来说很敏感，因此要求尽可能多的反馈并以此来调节力量的大小。

18. 使用手掌向胸部侧面施行按压法，从胸骨向外、朝向肩部。在胸部施行3次加压轻抚法。

19. 如果需要的话，也可以在胸部侧面施行剥离手法。从胸骨向外朝肩部滑动手指，这要在从胸骨的下部到锁骨的下侧位置进行。当剥离手法碰触到压痛点时，直按并保持8~12秒，然后再配以几次加压轻抚法结束。

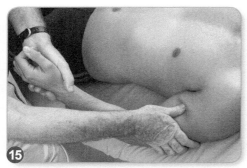

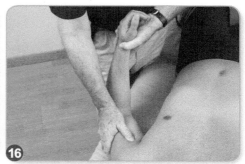

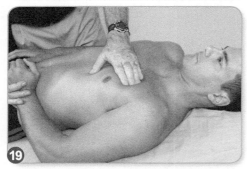

（续）

恢复

上身前部（续）

20. 将关节活动度技术施行于手臂和肩部。可以通过抓住手并沿着身体的侧面向下拉动手臂，拉伸并保持10秒来施行关节活动度技术。

21. 然后将手臂抬至与肩部水平，将手臂向外拉离运动员的身体并保持10秒。

22. 使手臂横过身体，在关节活动范围末端抬起肩胛骨并保持10秒。

23. 最后，把运动员的手臂抬高并超过头顶，使手臂贴近耳朵，拉伸并保持10秒。再把运动员的手臂返回到其身体旁边。

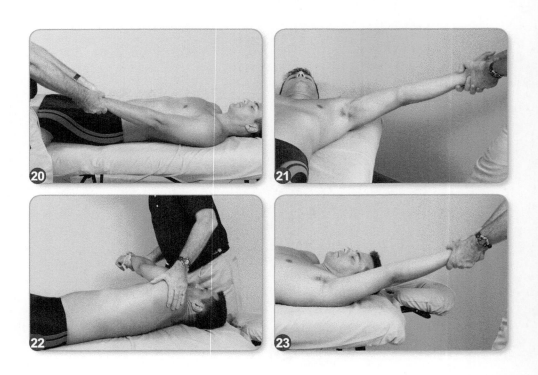

上身背部 ▶

按摩师现在需要让运动员换成俯卧位，手臂放在身侧，手掌心朝上。在运动员移动之前，按摩师要将垫枕从膝盖下面取出并将头枕插入按摩床的底部。运动员翻过身面朝下，按摩师让他将脸放在按摩床边缘的面板上。运动员应适当地在身体上披上被子。放置在脚踝下方的垫枕有助于放松腿部并防止小腿抽筋。

1. 从肩部至臀部对整个背部施行加压轻抚法。双手从运动员肩部的顶部到臀部的整个背部施行加压轻抚法，来回进行10次。
2. 从肩部的一侧到臀部的后侧施行圆周摩擦。按摩师应该站在被按摩侧的对面，将一只手放在另一只手上，从肩部到臀部对背部施行3次圆周摩擦。
3. 对身体一侧的臀部到肩部施行揉捏手法，双手交替挤压和捏起皮肤及肌肉，像这样施行3次。
4. 从臀部至肩部对脊柱旁边施行按压手法。站在按摩床对面，将手掌放置在远侧的臀部上方的肌肉上，紧挨着背部的棘突。从臀部向上沿着脊柱向肩部施行按压，像这样施行3次。

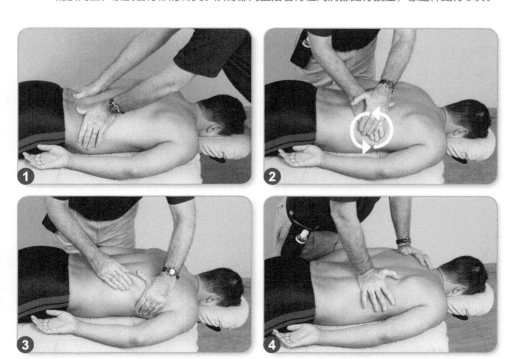

（续）

上身背部（续）

5. 对肩部两侧的顶部施行按压法。站在按摩床的头部，双手放在运动员的肩部上侧，朝着脚的方向按压肩部。将手从肩部的外部沿着顶部移动到颈部的底部，施行按压法。然后将手向内朝向颈部移动并施行按压法，一共施行3次。

6. 使用拇指沿着肩部的顶部至颈部，施行轻柔的、恰当的直按压力。施加压力3次，每次保持2秒。

7. 从肩部至骶骨的顶部对脊柱的两侧施行直按压力。沿着脊柱施加压力3次，将压力调节到运动员感觉舒服的程度，并且每次保持压力2秒。

8. 完成后，沿着脊柱向后施行10次加压轻抚法。将压力调节到运动员感觉舒服的程度。

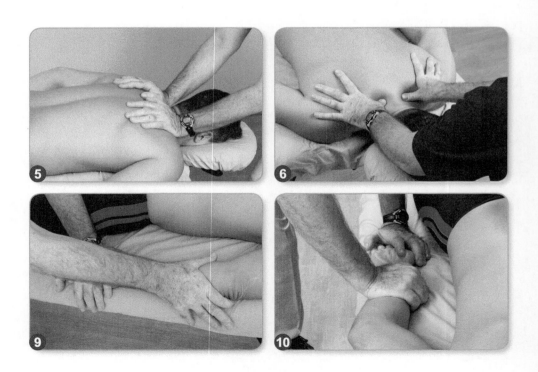

　　按摩师重复步骤1~8，在背部的一侧完成再到另一侧。然后在一个前臂上完成步骤9~19，再在另一个前臂上完成。

9. 对前臂侧面的肌肉施行加压轻抚法，从手腕开始并滑动到肘部，像这样施行10次。

10. 从肘部至手腕对前臂侧部的肌肉用手掌施行按压法。记住按压是针对肌腹的有节奏的泵压动作，像这样施行3次。

11. 从手腕至肘部对前臂肌肉施行剥离手法。询问运动员是否施加的压力过大或过小。剥离手法也用于确定前臂肌肉的触痛点。

12. 对前臂肌肉施加直按压力。当施行剥离手法时，按摩师可以在运动员感觉疼痛的地方施行直按压力。然后应该询问运动员关于施加多大压力的反馈，并保持直按2~4秒。当触痛点被按压时，疼痛应该从尖锐的刺痛变为钝痛并逐渐减轻。

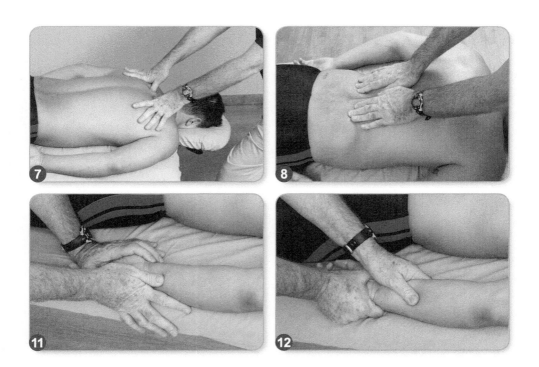

（续）

135

上身背部（续）

13. 从肘部到手腕对前臂肌肉施行扩张按压法。将双手的掌心置于前臂的中心，并且使手掌朝向前臂的外侧按压、展开，来施行扩张按压法。施行时按摩师应该将压力调节到运动员感觉舒服的程度。

14. 对前臂侧面的肌肉施加挤压和振颤。通过将前臂放置在双手之间并前后移动双手来挤压前臂；按摩师可以双手抓住运动员的手，并对运动员的前臂施行振颤法。

15. 从肘部到肩部对上臂施行加压轻抚法。按摩师用双手围绕着运动员的上臂，并用稳定的压力将手从肘部向肩部滑动，像这样施行10次。

16. 从肩部到肘部对上臂施加按压法。用手掌从肩部到肘部对上臂施加压力，按压时沿着一条直线往下按。按摩师也应该寻求运动员对按摩压力的反馈。像这样施行3次。

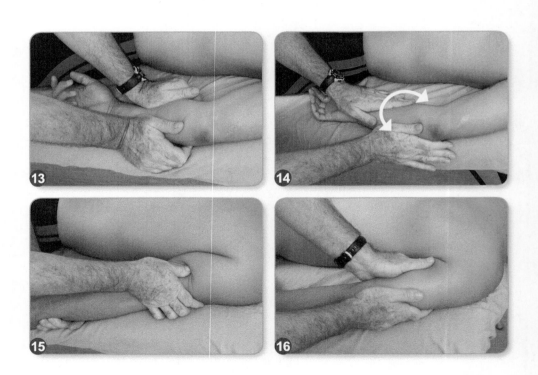

17. 使用拇指从肘部至肩部对上臂肌肉施行3次剥离手法。

18. 对上臂施行扩张按压法。 通过将双手手掌放置在上臂的中心，并且将手掌彼此远离地朝着上臂的外侧来施行扩张按压法。像这样施行3次。

19. 从肘部至肩部对上臂施加挤压和振颤。通过将上臂放置在双手之间前后移动双手来施加挤压法。用双手抓住运动员的手并从手腕至上臂对手臂进行摇晃，以此来对上臂施行振颤。

20. 从手腕至肩部对手臂施行加压轻抚法，以完成对手臂的按摩。调节压力到运动员感觉舒服的程度。像这样施行10次。

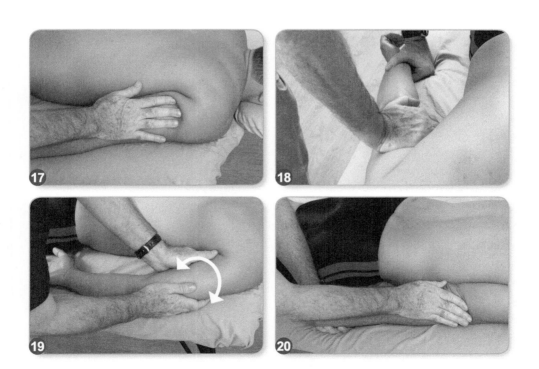

下身按摩流程

下身前部 ▶

　　运动员仰卧，手掌心向下，头部舒服地靠在按摩床上。在运动员的膝盖下方要放置一个垫枕，按摩师现在准备对下身前部施行恢复按摩。按摩师先在一侧对小腿、大腿和臀部执行步骤1~17，然后在运动员的另一侧重复该步骤。

　　1. 使用双手从脚踝至膝盖对小腿施行10次加压轻抚法。调节压力到运动员感觉舒服的程度。

　　2. 从膝盖至脚踝对小腿肌肉施行揉捏手法，一共3次。

　　3. 分别沿着外侧、顶部和内侧对小腿施行3次按压手法。将按压的力度调节到运动员感觉舒服的程度。

　　4. 分别沿着外侧、顶部和内侧对小腿施行剥离手法。将拇指从脚踝滑到膝盖，沿着每一条线路分别施行3次剥离手法。

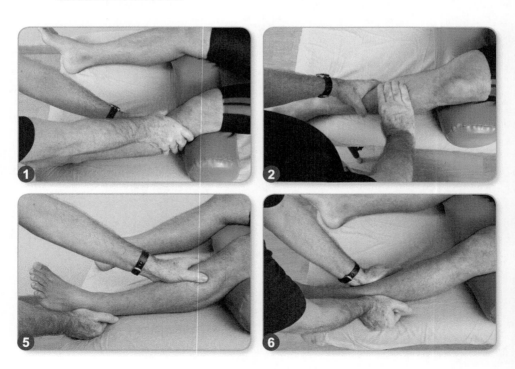

5. 对脚踝至膝盖的肌肉施行直按压力。当施行剥离手法时，在触痛点位置停止并在该部位施加直按压力，保持2~4秒。当触痛点被定位时，该部位的疼痛应该从尖锐刺痛变为钝痛。这个过程中要注意检查直按的舒适度。

6. 从膝盖至脚踝对小腿施行扩张按压法。将手掌置于小腿的中心位置，向下和向外施加压力。施行扩张按压3次，并调整压力到运动员感觉舒服的程度。

7. 向小腿施加挤压和振颤。将小腿放置在双手之间并通过前后移动双手来挤压小腿，双手抓住运动员的小腿并且从膝盖向脚踝摇晃它，以此来施行振颤。

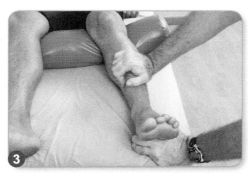

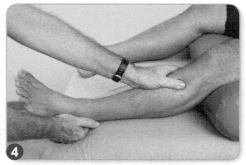

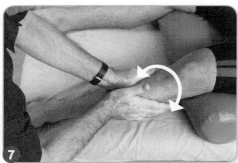

（续）

下身前部（续）

8. 对小腿施行轻柔的拉伸。将手放在脚尖，轻轻地将脚背压向按摩床，保持2秒后释放压力。施行3次拉伸。

9. 从膝盖至臀部对大腿肌肉施行10次加压轻抚法。

10. 对大腿肌肉施行揉捏手法。从臀部至膝盖，分别沿着外侧、顶部和内侧3条线路对大腿肌肉施行按压手法。每一条线路施行3次，将按压的力度调节到运动员感觉舒服的程度。

11. 分别沿着外侧、顶部和内侧对大腿肌肉施行3次按压手法。

12. 用大拇指从膝盖至臀部，分别沿着外侧、顶部和内侧对大腿肌肉施行剥离手法。每一条线路施行3次。

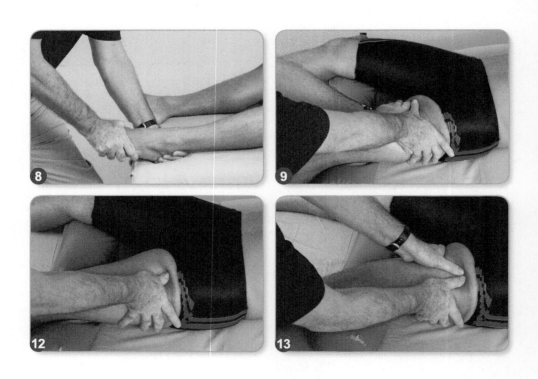

13. 从膝盖到臀部对大腿肌肉施行直按压力。当施行剥离手法时，按摩师可以在运动员感觉疼痛的任何地方施加直按压力并在该部位保持8秒。当触痛点被定位时，疼痛应该从尖锐的疼痛变为钝痛，并逐渐消失。调节压力到运动员感觉舒服的程度。

14. 从臀部至膝盖施行扩张按压法。双手手掌在大腿上侧肌肉的中心同时向下和向外施加压力。施行3次，并调节压力到运动员感觉舒服的程度。

15. 对大腿肌肉施行挤压和振颤法。通过将大腿放在双手之间并且来回移动双手来摇晃大腿，以施行挤压。通过抓住大腿并从大腿的顶部向下到膝盖进行摇晃来施行振颤。

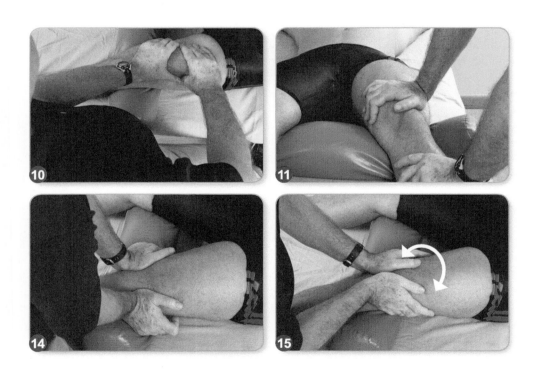

（续）

下身前部（续）

16. 将膝盖提到胸部以施行下肢的关节活动度技术。让运动员将膝盖弯曲并贴近胸部，轻轻地将膝盖顶向胸部并保持2秒。将腿放回到按摩床上的静止位置，施行3次拉伸。

17. 直腿抬高。让运动员抬起腿，将膝盖伸直并固定，然后尽量往上抬高。帮助运动员进行拉伸并在最大限度保持2秒，然后将腿放回到按摩床上的静止位置。施行3次拉伸。

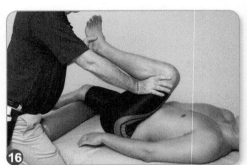 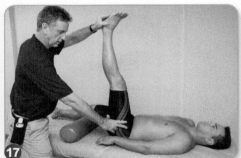

下身后侧 ▶

　　从膝盖下方移除垫枕之后，按摩师应该使运动员转变为俯卧位，同时运动员的脸应该可以舒服地停留在按摩床头部的面板上。按摩师在运动员的脚踝下放置一个垫枕。按摩师要在一侧对小腿、大腿和臀部执行步骤1~21，然后在运动员的另一侧重复该步骤。

1. 从脚踝至膝盖对小腿肌肉施行10次加压轻抚法。

2. 从膝盖至脚踝对小腿肌肉施行3次揉捏手法。

3. 从膝盖至脚踝对小腿肌肉施行3次按压，调节压力到运动员感觉舒服的程度。

4. 通过拇指从脚踝至膝盖对小腿肌肉施行剥离手法。不要对膝盖后面的凹处施加压力，因为动脉、静脉和神经都经过那个凹处。但是摩擦这个凹处是可以的，像这样施行3次。

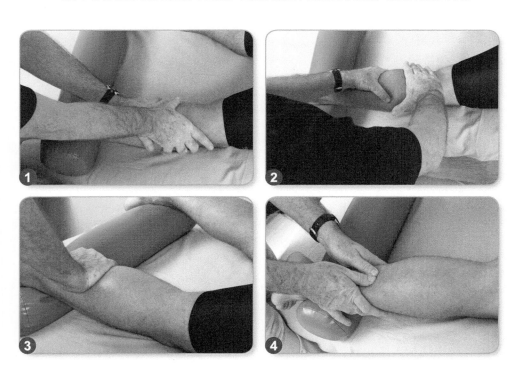

（续）

下身后侧（续）

5. 从脚踝至膝盖对小腿肚肌肉施行直按压力。按摩师可以在运动员感觉疼痛的地方施行直按压力并在该部位保持8秒。当触痛点被定位时，那些地方的疼痛应该从尖锐刺痛变为钝痛。调节压力到运动员感觉舒适的程度。

6. 从膝盖至脚踝对小腿肚肌肉施行扩张按压法3次。双手手掌在小腿上部的中心处同时向下和向外施加压力。调节压力到运动员感觉舒适的程度。

7. 通过从脚踝至膝盖对小腿肚肌肉施行10次加压轻抚法来结束按摩。

8. 从膝盖至脚踝对小腿肚肌肉施行挤压和振颤。通过将小腿放在双手之间并来回移动双手来挤压小腿肚肌肉。通过双手抓住运动员的小腿腓肠肌，从膝盖至脚踝对小腿肚肌肉进行摇晃来施行振颤。

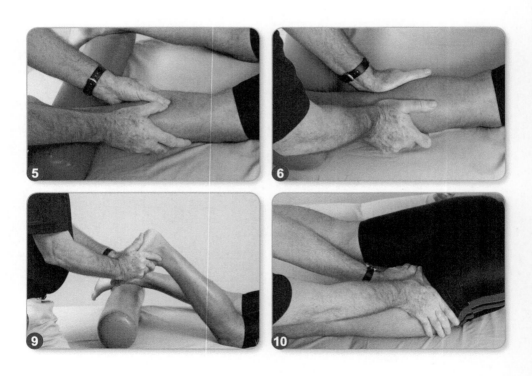

9. 对小腿腓肠肌施行拉伸。将小腿从按摩床上抬起大约45度，将手放在运动员的脚和脚踝上，将脚踝朝着运动员头部的方向往下压，直到感觉到拉伸。保持在拉伸位置2秒，然后释放压力。施行3次拉伸。

10. 从膝盖至臀部对大腿肌肉（腘绳肌）施行10次加压轻抚法。

11. 从臀部至膝盖对大腿肌肉施行3次揉捏手法。

12. 从臀部至膝部对大腿肌肉施行3次按压，调节压力到运动员感觉舒服的程度。

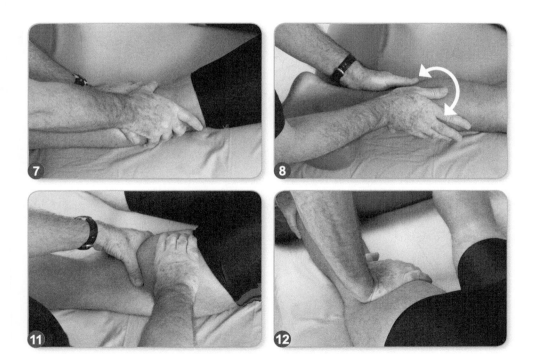

（续）

下身后侧（续）

13. 从膝盖至臀部对大腿肌肉施行剥离手法。从膝盖到臀部通过滑动拇指来施行剥离手法。不要对膝盖后面的凹处施加压力，因为动脉、静脉和神经经过那个凹处。但是摩擦这个凹处是可以的。一共施行3次。

14. 从膝盖到臀部对大腿肌肉施行直按压力，按摩师可以在运动员感觉疼痛的任何地方施行直按压力并在该部位保持8秒。当触痛点被定位时，疼痛应该从尖锐的刺痛变为钝痛。确定运动员的舒适程度。

15. 对大腿肌肉施行扩张按压法。将手掌放在大腿肌肉的中心处，同时向下和向外在大腿从臀部到膝盖的位置按压3次。调节压力到运动员感觉舒服的程度。

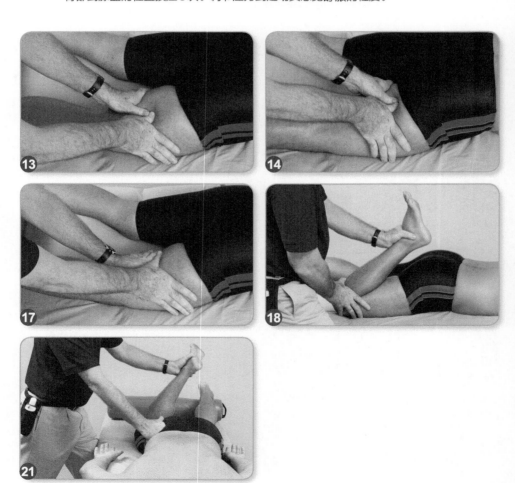

16. 对大腿肌肉施行挤压和振颤。将大腿放在双手之间，通过来回移动双手对大腿施加挤压。通过双手抓住运动员的大腿并将大腿从臀部摇晃到膝盖来施行振颤。

17. 从脚踝至臀部对大腿施行10次加压轻抚法来完成按摩。

18. 对膝关节施行关节活动度技术。使脚踝呈90度屈曲，并将脚踝朝着臀部方向靠拢，直到大腿前侧感觉到拉伸为止，保持2秒后释放压力。这样施行3次。

19. 对臀部肌肉施行按压。用手掌按压臀部周围的肌肉，一共进行3次。

20. 使用手的背面对臀部施行按压法。将手指屈曲，用手指的背部按压髋关节周围的肌肉，一共施行3次。

21. 将关节活动度技术应用到臀部。一只手握住脚踝，另一只手按压髋关节肌肉，并将小腿抬高，使膝关节屈曲90度，然后左右摇晃大腿，使髋关节进行内外旋。拉伸完毕后将小腿放回到按摩床上的静止位置。

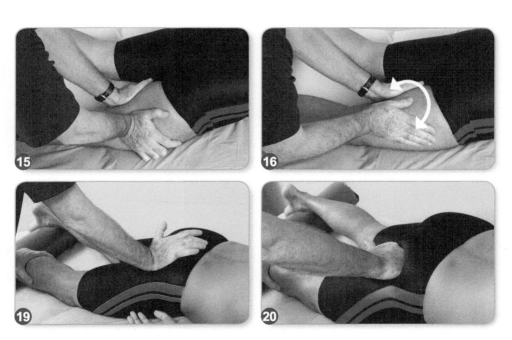

按摩之后

　　在进行恢复运动按摩之后，按摩师可能需帮助运动员从按摩床上下来。当运动员起身时，按摩师应该看着运动员的眼睛，以确保他们看起来警觉又清醒。运动员可能需要几分钟才能清醒，所以按摩师不应该让他马上从按摩床上离开。在按摩之后与运动员进行简短的面谈有助于确定是否完成了按摩的目标。按摩师应该询问运动员按摩后的感受并确保所有的主要问题都已得到解决。

　　按摩师应该看着运动员离开按摩床，以确保他没有感到头晕目眩。如果运动员感觉头晕，按摩师应该让他再休息几分钟，直到运动员感觉好一些再离开。对任何肌肉酸痛的部位都可以进行冰疗，同时提醒运动员进行适当补水的建议是合适的。大多数运动员都熟悉冰疗对身体的作用。冰疗持续20分钟，主要用于减轻运动后的炎症和酸痛。多喝水可以帮助肾脏把身体的代谢废物排掉。

第**9**章

特定运动专项的治疗方法

　　本章的目的在于帮助按摩师了解哪种按摩方式更适合某个项目的运动员。按摩师将了解到不同项目对运动员身体的影响、一些项目可能会导致的肌肉和关节问题、什么类型的按摩技术能有效治疗特定的身体部位，以及哪些拉伸或关节活动范围练习适合按摩治疗后进行。本章的目的不是诊断运动损伤，而是要求按摩师学会评估和治疗运动员身体发生的各种常见情况。

　　身体大部分部位的按摩治疗应该持续大约15分钟。在治疗中使用的按摩技术应始终从一般性按摩技术开始，先为治疗部位的表层组织做热身。接下来，针对不同组织应用特殊的按摩技术，以实现预期治疗效果。最后，在治疗结束时使用更浅的按摩技术来进行舒缓。如果对运动员的组织轻微触摸就会导致运动员痛苦，这通常标志着运动员的组织正处于急性发炎状态。直接损伤部位在急性发炎期是禁止按摩的。可以对这一部位施用冰疗或使用局部止痛剂，直至损伤部位急性炎症消退。这一过程通常需要48至72小时。

运动中常见损伤问题发生的部位

　　在针对特定运动施行按摩技术之前，按摩师一般都能发现运动员身体中因运动而导致紧绷或过度使用的部位。大多数常见运动（如跑步、跳跃、踢、投掷和挥

149

动诸如球拍或高尔夫球杆等物体）都会对运动员身体的特定部位造成压力和磨损。按摩师应了解这些常见运动会对运动员身体哪些特定部位造成压力与磨损。本书并不能涵盖每项运动的特定运动按摩应用，因此让我们来了解一些常见运动所涉及的运动员的身体部位。

本节的目的是识别我们所看到的身体部位、影响该部位的压力、可以施加到该部位的按摩技术，以及可用于治疗该部位的拉伸方法和关节活动范围练习。我们将从运动员足部开始，逐一介绍运动员的各个身体部位。

足部

足部非常重要，因为在大多数运动中，运动员第一个接触地面的肢体便是足部。当脚踩到地面时，应该为上面的所有关节提供一个稳定的平台。如果运动员的足部无法提供正常的稳定性，那么他很难移动自如。脚底通常容易变得酸痛。如果发生足底筋膜炎，运动员行走每一步都会非常痛苦。足底筋膜炎是从脚跟延伸到脚趾的密集纤维束受到了刺激而产生的。这种情况可能是由于跑步里程数增加、训练强度增加、越野跑步或跑鞋损坏而引起的。

在跑步过程中，足部和脚踝经历了三个阶段的运动过程。第一阶段称为脚跟着地，脚跟的外侧与地面接触。第二阶段是过渡阶段，跑步者的身体重量从脚跟移至脚底。第三阶段是脚趾离地，运动员的身体的重量移至前脚掌并且身体前倾。从脚跟着地到脚趾离地，足底筋膜会不断收紧。压迫足底的任何足部或脚踝错误动作都可能会导致足底筋膜发炎。

运动员足底筋膜正在发炎时，不适合接受按摩。将脚浸泡在冷水中20分钟，一天3次，并减少运动量，可以减轻足底筋膜炎。炎症消除后可以开始按摩足底。用于治疗足底筋膜炎的按摩手法是加压轻抚法、剥离手法、直按压力、肌纤维交错按摩法，然后以加压轻抚法结束。

按摩师开始按摩之前要在运动员脚踝下安放垫枕。按摩师可以使用一定量的按摩油，保证按摩时手部可以顺畅地滑动。开始时从脚趾到脚跟进行稳定的加压轻抚按摩。按摩师要对脚底施加10次加压轻抚法，并用手背从脚跟到前脚掌施行5次按摩。之后，按摩师用拇指从前脚掌到脚跟施行剥离手法，从脚内侧开始，逐步移至脚外侧，一共3次。施行剥离手法的按压力度需要逐渐增强，直到达到运动员的容忍极限。当施行剥离手法时，按摩师可以在任何疼痛部位停留并施行直按压力，直到疼痛减弱。直按要保持8至12秒。接下来对足跟施行肌纤维交错摩擦法。应用于足跟的肌纤维交错摩擦技术应该要缓解组织的不适，而不是增加不适感。肌纤维交错摩擦技术要应用30秒，按摩结束后需要在足底施行加压轻抚法。

为更好地完成治疗，应对小腿和足底进行拉伸。拉伸小腿时，运动员应使脚踝背屈（使脚趾尽力朝向鼻子），在拉伸位置保持2秒，然后恢复原状。拉伸共需要执行8次。接下来，运动员需要拉伸脚趾（使脚趾尽量朝向脚的上部），在拉伸位置保持2秒，然后恢复原状。拉伸共需要执行8次。如果按摩后仍有疼痛，则应在足底每天使用局部止痛剂3次。每隔一天进行1次，直至病症得以改善。

小腿

在小腿上，靠近胫骨的肌肉经常会变得酸痛。常见的症状是内侧胫骨应激综合征，会引起胫骨前侧的疼痛（前胫骨骨膜炎）或胫骨后侧的疼痛（后胫骨骨膜炎）。内侧胫骨应激综合征指的是由于小腿部分反复使用而产生的疼痛和不适。胫骨前侧或后侧的肌肉因过度使用而压迫肌腱，并导致肌肉痉挛。内侧胫骨应激综合征的原因很多，最常见的原因是过度使用小腿肌肉，如增加跑步里程或增加锻炼强度。急性发炎时不能按摩这些肌肉。可以将小腿浸泡在冷水中20分钟，每天3次，并减少运动量，缓解小腿压力，直至状况得以改善。通过治疗让炎症消失后，就可以开始进行小腿按摩。

治疗胫纤维发炎的按摩手法有加压轻抚法、剥离手法、直按压力、肌纤维交错摩擦、扩张按压法，最后以加压轻抚法结束。首先，运动员面朝上躺在按摩床上，膝盖下方放置一个垫枕。按摩开始时使用少量润滑剂加热身体，在小腿处从脚踝至膝盖进行10次加压轻抚法。接下来，沿着胫骨的前侧和后侧从脚踝到膝盖施行剥离手法。在执行剥离手法时，按摩师可以在任何疼痛部位停止并保持直按，直到疼痛消退。直按时应保持8至12秒。

随着疼痛降低，按摩师应当将手指放在胫骨一侧，拇指放在另一侧，沿着胫骨施行摩擦手法。摩擦压力应以运动员感到舒适为准。摩擦手法的应用可以减缓肌肉痉挛。当疼痛缓解后，按摩师可以让运动员上下移动脚踝，同时在皮肤上施行摩擦手法。然后按摩师可以从摩擦手法转至扩张按压法，从胫骨的顶部开始，向下至脚踝处。对小腿的按摩技术最终应以加压轻抚法结束。

在终止治疗前，按摩师应对运动员的小腿进行拉伸。运动员将脚踝背屈（让脚趾指向鼻子），按摩师推压运动员的前脚掌，并保持2秒。然后运动员将脚背伸直（脚朝下指向按摩床面），按摩师压住运动员脚的上部，在伸展位置保持2秒。对运动员进行交替拉伸，每个方向保持2秒，然后放松。小腿拉伸需要执行8次。如果按摩后仍有疼痛，则应在小腿处每天使用局部止痛剂3次。每隔一天使用1次止痛剂，直至病症得以改善。

大腿前侧

大腿前面和侧面的肌肉群被称为股四头肌群。股四头肌能够帮助运动员进行跑步、跳跃、踢腿等运动，非常强大。通常在密集训练、举重训练（如深蹲）等运动后，股四头肌会由于过度使用而感到酸痛。在股四头肌的四条肌肉中，股外侧肌（即大腿外侧的股四头肌）在运动时最常出现酸痛。

用于治疗股四头肌的按摩手法有加压轻抚法、揉捏手法、按压手法、剥离手法、直按压力、扩张按压法，最后以加压轻抚法结束。首先，运动员面朝上躺着，膝盖下方放置一个垫枕。按摩开始时使用少量润滑剂施行加压轻抚法。从膝盖到大腿根部施行10次加压轻抚法。接下来，在大腿内侧、上部和外侧的股四头肌上施行3个来回的揉捏手法。随后按摩师需在大腿内侧、上部和外侧的相同部位施行3个来回的剥离手法。在施行剥离手法时，按摩师可以在任何按摩部位停止并保持直按8至12秒，直至疼痛消退。从臀部到膝盖的股外侧肌可能会有多个触痛点。在这一部位执行剥离手法和直按压力时，按摩师应当注意力度，避免运动员感到不适。在剥离手法和直按压力之后，按摩师需要施行从臀部向下到大腿再到膝盖的扩张按压法，共执行3次。最后，从膝盖到臀部进行10次加压轻抚法，结束。

在终止治疗前，按摩师应对运动员的股四头肌进行拉伸。运动员在按摩床上保持侧卧姿势并将膝盖弯向胸部。运动员握住脚踝并将膝盖抬向胸部。膝关节从胸部位置开始逐渐往下移动，伸展髋关节直至大腿与躯干在一条直线上，拉伸2秒后，再返回胸前。拉伸需要执行8次。如果股四头肌仍有残余疼痛，则应在大腿处每天使用局部止痛剂3次。每隔一天进行1次按摩治疗，直至病症得以改善。

臀部

后臀部肌肉是指深层6条负责外旋的肌肉。这部分肌肉在运动员人群中通常是紧张的。当运动员行走或跑步时，经常可以明显看到他们的足部是呈外八字，说明他们臀部的外旋肌肉处于紧张状态中。梨状肌是其中一条肌肉，位于骶骨和臀部之间，是后臀不适的主要来源。梨状肌会以三种不同的方式导致臀部疼痛。第一，肌肉穿过骶髂关节，当它开始痉挛时，会产生骶髂关节不适，造成腰部和臀部疼痛。第二，在痉挛时，梨状肌会影响坐骨神经。坐骨神经是供应腿部肌肉直至足底的主要神经。如果梨形肌对坐骨神经产生影响，疼痛可能会辐射到运动员的整个腿部。第三，梨状肌可能有损伤或有触痛点，这将在骶骨或臀部周围产生疼痛。

用于治疗6个侧向旋转肌的按摩手法有揉捏手法、按压手法、剥离手法、直按压力、肌纤维交错摩擦法，最终以按压手法结束。运动员面朝下躺着，脚踝下方放置一个垫枕。（治疗可能需要运动员脱下衣服。）按摩师在运动员感到不适的臀部一侧施行揉捏手法。揉捏手法应用于髋关节周围的后臀，并持续30秒。接下来，从臀部到骶骨施行10次剥离手法。当执行剥离手法时，按摩师可以在任何疼痛部位停止并施行直按压力8至12秒，直到疼痛消退。完成剥离手法与直按压力后，按摩师需对骶骨和臀部的边缘施行肌纤维交错摩擦法，然后以按压手法结束按摩治疗。

在终止治疗前，按摩师应对运动员进行拉伸。运动员俯卧，按摩师将运动员小腿提升至90度。按摩师将一只手放在运动员臀部，另一只手放在其脚踝周围。随后按摩师把足部往外拉，使大腿内旋，拉伸髋关节外旋的肌群。保持这一拉伸姿势2秒，然后恢复原状。一共进行8次。

如果仍有疼痛，则应在臀部处每天使用局部止痛剂3次。每隔一天进行1次，直至病症得以改善。

后背

几乎所有的运动员都喜欢背部按摩。竖脊肌是脊柱两侧强大的肌肉，能够保持身体直立。这些肌肉经常会感到疼痛，在运动按摩时应进行有针对性的按摩。常见的跑步、跳跃、投掷和摆动等运动会导致背部不适。跑步和跳跃会导致腰部不适，投掷和摆动会导致中后背和上背部不适。背部的旋转运动需要脊柱旋转。如果背部肌肉变得紧绷或痉挛，脊柱的快速有力旋转也会导致不适。

用于治疗背部肌肉的按摩方法有加压轻抚法、圆周摩擦、揉捏手法、按压手法、直接压力，最终以加压轻抚法结束。运动员面朝下躺着，脚踝下方放置一个垫枕。将加压轻抚法应用于脊柱周围，从肩部一直到骶骨。按摩师站在按摩床前方，双手抹上润滑剂，开始进行10次加压轻抚法。随后，按摩师移动到按摩床一侧，对运动员对侧的背部施行圆周摩擦，从肩部到臀部。接下来，对同一侧的背部施行3次按压，从臀部到肩部。然后按摩师对沿脊柱的同一侧肌肉施行3次按压，从腰部脊柱周围一直到颈部。换至另一侧，重复进行圆周摩擦、揉捏和按压。然后按摩师沿脊柱的每一侧施行3次直按，并确保力度合适。在施行直按压力时，按摩师可在任何疼痛部位停止，并施加直按压力8至12秒。按摩治疗结束前应当沿背部向下施行10次加压轻抚法。

在终止背部治疗前，运动员应该进行关节活动范围练习。运动员应站起来向前弯身、向后仰身、侧向弯身、两侧旋转。运动员需要执行这些运动各8次。如果背部肌肉仍有疼痛，则应在背部每天使用局部止痛剂3次，每隔一天进行1次，直至病症得以改善。

肩部

颈部和肩部之间的部位叫作上斜方肌，是肩部运动按摩的主要目标。上斜方肌是身体中最容易发展成触痛点的肌肉。触痛点是在按压时肌腹处感到疼痛的部位。斜方肌能够抬起肩部，辅助颈部运动。需要投掷的项目或需要挥动球拍、球杆的运动都会对上斜方肌造成压力。

用于治疗上肩部的按摩手法有加压轻抚法、圆周摩擦、揉捏手法、按压手法、直按压力，最终以加压轻抚法结束。运动员在俯卧位上，脚踝下方放置一个垫枕。按摩师使用少量润滑剂放在手中变热，并开始对一侧肩部施行加压轻抚法。从加压轻抚法到圆周摩擦，圆周摩擦进行30秒。在施行圆周摩擦之后，按摩师将揉捏应用于颈部3次，并对肩部上方施行3次按压。然后，按摩师轻柔地拿捏上斜方肌，从肩部到颈部，确保力度是在运动员可以容忍的范围内。接下来，沿肩部上方施行3次直按压力。肩部上方按摩以10次加压轻抚法结束。将这一按摩流程在另一侧肩部上重复。

在结束肩部治疗前，运动员应进行耸肩动作。运动员应站起来，收紧肩部上方的肌肉，将肩部朝向耳朵并保持在抬高的位置8秒。运动员应该执行耸肩8次。如果肩部肌肉中仍有疼痛，则应在肩部每天使用局部止痛剂3次，每隔一天施行1次，直至病症得以改善。

前臂

在肩部之后最容易产生不适的部位是前臂。强大的前臂肌肉能够控制手腕和手。运动员进行投掷球、挥动球拍或球杆等动作通常会导致前臂肌肉酸痛。前臂过度使用会引起肘部内侧或外侧的疼痛，称为网球肘或高尔夫球肘。

用于治疗前臂的按摩手法有加压轻抚法、按压手法、剥离手法、直按压力、肌纤维交错摩擦法，最终以加压轻抚法结束。

运动员在按摩床上，面朝上躺着，手臂放在两侧，掌心向下，按摩师开始按摩前臂。运动员膝盖下方放置一个垫枕。按摩师使用少量润滑剂放在手中加热，开始对手腕到肘部进行加压轻抚法按摩10次。接下来从肘部到手腕施行3次按压。从手腕到肘部施行3次剥离手法。若在剥离中遇到触痛点，则可以施行8至12秒直按压力。在施行剥离手法和直按压力之后，在手肘处施行30秒肌纤维交错摩擦法。运动员应随时反馈按摩力度大小。前臂按摩治疗以从手腕到肘部的10次加压轻抚法结束。在另一侧前臂重复相同的按摩流程。

在前臂治疗结束前，运动员应将手腕向后尽力掰动并保持2秒，然后释放。再将手腕向前尽力掰动并保持2秒，然后释放。运动员应执行向前向后掰动手腕动作8次。

运动专项的治疗方法

本节将介绍运动按摩在特定运动中的具体应用。针对每项运动，都会介绍其所涉及的身体部位，讨论其所引发的问题，并讨论针对该运动的最常见问题及治疗方案。（如橄榄球、棒球、篮球、足球等运动所涉及的跑步都会对不同运动员身体相同部位造成压力。因此，一项运动中列出的问题可能在其他运动中也会发生。）

跑　步

据估计，在美国有超过7500万的跑步者。每个跑步者的体型、身高及能力不同，但他们的身体都需要抵抗地心引力和风力。虽然跑步是一项全身运动，但这项运动对下肢的压力更大一些。从跑步的生物力学上来说，总是从脚开始罢工。一旦脚开始罢工，运动员身体其他部分也会纷纷感到不适。跑步者的脚、脚踝、小腿及膝盖频繁的疼痛都会让运动员感到不适，从而选择用特制的鞋垫进行治疗。特制鞋垫可以辅助运动员行走或跑步。足科医生以及脊椎按摩师会经常观察运动员是否有良好的足部和膝关节功能。跑步者出现伤痛的最重要的两个原因分别是跑鞋不合适与不正确的动作模式。

跑步者脚跟

脚接触到地面的第一部分是脚跟外侧，因而这一部分更容易遭受重创。这种持续的冲击可能导致后跟垫疼痛乃至发炎。这种疼痛甚至会导致跑步者无法继续跑步。轻度病例被称为"跑步者足"。如果不仔细处理，这种情况会变成脚跟骨刺和发炎。"跑步者足"还可以忍受，但是脚跟骨刺是在脚跟底部形成的钙化物，可能会导致行走困难。一般足跟刺需要通过外科手术来解决。

治疗方法

运动员面朝下趴着，脚踝下方放置一个垫枕。开始对脚部进行按摩。按摩师在手心抹一些润滑剂在手中加热，开始对跑步者脚底部进行10次加压轻抚法按摩。然后对前脚掌到脚跟的内侧到外侧施行3次剥离手法。按摩师可以对任何疼痛部位用拇指进行直按。如果脚底不舒服，可以在该部位施行3次2至4秒的直按压力来减轻不适感。在不适感减轻之后，通过施行轻柔的肌纤维交错摩擦来缓解疼痛。

囊肿

当跑步者的重量从脚跟转移到脚前部时，大脚趾承受了大部分的压力。如果脚趾的方向在跑步或行走的时候不正确就可能形成囊肿。囊肿是在大脚趾的底部形成的骨突起。形成囊肿有三个很常见的原因：一是穿高跟鞋；二是足弓失去适当的支撑结构；三是遗传。具有这种病症的运动员通常有囊肿家族史。

治疗方法

完成足底按摩后，按摩师用手指对大脚趾施行按摩30秒。在施行按摩之后，按摩师使用拇指与食指将大脚趾沿着脚的中线拉伸30次。这种按摩可能会令运动员感到不舒服，因为关节很可能已经产生变红、肿胀以及钙化了。因此，按摩师需要从一开始就确保力度轻柔。

如果脚跟和囊肿仍旧存在余痛，那么需要将脚部浸泡在冷水中20分钟。在擦干之后可以使用局部止痛剂。止痛剂每隔一天使用，一天使用3次，直至病症改善。

自行车

美国大概有8700万人喜欢骑自行车。人们享受骑自行车，因为这种运动不仅便宜，而且能够帮助他们保持健康与苗条。部分运动员选择骑自行车，是因为这项运动对关节的刺激会更小。即便如此，骑自行车也会使得自行车运动员筋疲力尽。在骑行位置上，骑车者需保持上身向前弯曲、头部向前且手臂伸展开的姿势。脚需要不断地蹬踏，腿需要不断地转动。当骑车爬山或遇到强风时，骑车就变得异常困难。

腿和臀部是自行车运动中主要受力的部位。骑车人的腿需要承受极大的压力，持续蹬踏会导致股四头肌、腿筋和小腿三头肌的疲劳，腿部肌肉疲劳就会导致痉挛和抽筋。低水平的骑车者需要在此时停止骑行，高水平或职业自行车运动员则会通过补液来撑过这样的疼痛。持续的压力经常会使膝关节的前侧和侧面受到影响。

髌骨软化

髌骨软化病是由股四头肌肌肉压迫髌骨（膝盖骨）抵靠股骨端部引起的膝盖病症。膝盖骨下表面有个平滑的软骨层，如果长期挤压便会产生一定的磨损。髌骨的软骨通常是轻轻地滑过膝关节，大腿肌肉持续的压力将会刺激软骨表面。

治疗方法

运动员面朝上躺着，膝盖下方放置一个垫枕。按摩师在大腿肌肉上涂抹少量润滑剂，施行10次加压轻抚法。随后，在大腿内侧、顶部与外侧这3个部位施行揉捏手法。然后在这3个区域施行3次按压。完成后对同样的部位和区域施行剥离手法。如果遇到疼痛部位，按摩师应该停止按摩并在该部位施行3次直按压力，每次保持2至4秒。下一步，按摩师使用擦了润滑剂的拇指在髌骨的顶部、底部以及两侧和韧带上进行2分钟摩擦按摩。然后，按摩师从臀部到膝盖对运动员的大腿施行3次扩张按压法，并对膝盖下方到臀部顶部施行加压轻抚法，结束按摩。

为了更好地完成治疗，需要对股四头肌进行拉伸。运动员在按摩床上保持侧卧姿势，下边的膝盖弯曲，提至腰部。运动员抓住上腿的脚踝，将上侧腿的膝盖带到胸部，并且伸出上侧膝盖直到它与躯干形成一条直线。保持拉伸2秒后恢复原状。按摩师可以帮助运动员完成本次拉伸。按摩师可以推动运动员的臀部，将膝盖轻轻地拉回。拉伸需要进行8次。如果膝盖中仍旧存在余痛，可以用冰袋敷20分钟。每隔一天使用局部止痛剂，一天使用3次，直至病症改善。

髂胫束综合征

髂胫束综合征是跑步或自行车运动中的常见损伤。髂胫束是大腿外侧的很厚的纤维状肌腱。髂胫束的起点是附着在髋部的两个肌肉。臀部前侧部被称为阔筋膜张肌，后侧是臀大肌到髂胫束的上部。髂胫束沿着大腿，穿插过膝盖并止于胫骨外侧踝。髂胫束的功能是在步行与跑步期间为膝盖外侧提供支撑。骑自行车时，运动员的大腿肌肉充满血液并膨胀，这种大腿肌肉扩张会导致额外的压力产生。随着膝盖在蹬踏运动期间不断弯曲和伸直，髂胫束不断地被扩张的肌肉在膝关节处的股骨外侧上踝翻转。这样反复的翻转就会导致髂胫束发炎，从而引发疼痛和不适感。

治疗方法

运动员面朝上躺在按摩床上，膝盖下方放置一个垫枕。按摩师在大腿肌肉上涂抹少量润滑剂，并施行10次加压轻抚法，然后在大腿顶部与外部施行3次按压。接下来，沿着大腿的外侧部位施行剥离手法。如果按摩师在施加剥离手法时遇到疼痛部位，他可以停止按摩并在该部位施行2至4秒直按压力。可以在膝盖上方擦几滴润滑剂，因为这个部位通常是髂胫束综合征最严重的部位。当施行摩擦技术时，按摩师需要征求运动员的反馈。摩擦技术需要缓慢地进行，在不舒服的位置应该从急剧变为缓和。同时摩擦技术需要进行3次，每次15秒，中间间隔1分钟休息时间。从膝盖下方到臀部顶部施行加压轻抚法来结束按摩。

为了更好地完成治疗，需要对髂胫束进行拉伸。运动员平躺在按摩床上，患有髂胫束综合征的腿进行直腿抬高，抬高后再往对侧拉伸，保持2秒。按摩师可以帮助运动员完成这一拉伸。当运动员将腿拉过身体时，按摩师将一只手放在运动员紧绷的臀部上，并使用另一只手帮助运动员将腿拉过身体。拉伸之后可以恢复原状，且拉伸需要进行8次。如果膝盖中仍旧存在余痛，可以用冰袋敷20分钟。敷完冰袋之后可以每隔一天使用止痛剂，一天使用3次直至病症改善。

游　泳

　　游泳这项运动在美国非常受欢迎。许多游泳运动员非常年轻就开始参加比赛了。许多运动员相信游泳是对身体最好的锻炼之一，因为它可以同时锻炼到全部的主要肌肉群。游泳时，身体在水中的阻力是在空气中的10倍。作为锻炼，游泳是最安全的锻炼之一，因为身体潜入水中，比起其他的运动来，不会对关节和肌肉造成压力。游泳的另一个优点是，运动员可以选择自己身体感觉最好的姿势。自由泳是最受欢迎的姿势，其次是蛙泳、仰泳和蝶泳。但是，经常性的游泳或长期的锻炼也会增加受伤的可能性。

游泳运动员的肩部

　　游泳运动员的肩部损伤指的是肩袖发炎、酸痛以及可能引发的肩腱炎。这在自由泳、仰泳和蝶泳运动员中是常见的，因为这些姿势需要游泳者在游泳时将手臂伸展开。参加竞赛的大学游泳运动员的肩部一年会转动一百万次。

　　肩背部的肌群里，冈上肌、冈下肌和小圆肌都是属于肩袖肌群的肌肉。这三块肌肉在肱骨大结节处与上臂背部相连接。在肩部转动期间，肱骨（上臂骨）头和肩峰（肩胛骨）之间没有太多的空间。肩袖肌群的肌肉夹在两个骨头之间，会导致肌肉微创伤，从而引起肩部的炎症和酸痛。

治疗方法

　　运动员面朝下平躺着，手臂放松置于两侧，在脚踝下放置一个垫枕。按摩师在手上涂抹少量润滑剂，对肩部顶部和背部进行30秒的按摩。接下来，对肩部顶部与外部施行3次揉捏。然后对肩部的顶部、外部和背部施行加压轻抚法。然后再从肩部开始沿着这些肌肉直至肩胛骨施加3次剥离手法。如果遇到触痛点，按摩师可以在该处保持2至4秒直按压力。按摩师可以在肩部背部上方滴一些润滑剂来预热身体，并对肱骨大结节处进行3次肌纤维交错摩擦，每次保持30秒，每次完成后休息1分钟。在肱骨大结处进行肌纤维交错摩擦产生的疼痛应该是从刺痛逐渐变成钝痛并消失，按摩师也需要调节按摩的力度。按摩师完成肩部顶部和背部的按摩之后，需要施行10次加压轻抚法。

为了更好地完成治疗，需要运动员通过其正常的运动范围活动肩部。运动员首先将手臂从一侧抬起8次，随后将胳膊抬到肩部高度，使肘部屈曲90度并进行8次向内和向外旋转。如果肩部仍有余痛，可以用冰袋敷20分钟。每隔一天使用局部止痛剂，一天使用3次，直至病症改善。

游泳运动员的膝

游泳运动员的膝的问题往往是因进行蛙泳蹬腿动作而产生的。进行蛙泳时，膝关节从屈曲位发力往后蹬腿，同时内收大腿，此动作会给膝关节内侧副韧带带来压力。内侧副韧带（有时称为胫骨副韧带）是将上下腿骨固定在一起的韧带。当膝盖从屈曲到伸展时，韧带的压力会增加，会导致韧带的微创伤并引发膝盖内侧的炎症和酸痛。

治疗方法

运动员面朝上躺着，膝盖下方放置一个垫枕。按摩师需要对膝盖施行10次加压轻抚法，然后对小腿内侧到大腿内侧进行揉捏。按摩师通过按压小腿和大腿之间的膝盖内侧来确定内侧韧带的位置。由于按压韧带会产生疼痛，所以按摩师需要注意力度。按摩师在该部位滴一些润滑剂，并开始在韧带上进行30秒的柔和的肌纤维交错摩擦，摩擦结束后休息1分钟。按摩师需要注意调节力度，避免运动员不适。按摩结束时，按摩师需要对膝盖施行10次加压轻抚法。

按摩师完成治疗后，运动员可以通过其正常的运动范围进行8次膝关节屈曲和伸展。运动员应该站起来，完成8次蹲起运动并恢复原状。如果膝盖中仍旧存在余痛，可以用冰袋敷20分钟。使用冰袋之后也可以使用局部止痛剂。每隔一天使用局部止痛剂，一天使用3次，直至病症改善。

橄榄球

无论专业与否，各个年龄阶段的运动员都喜欢打橄榄球。橄榄球运动员的体型、身体能力都不一样，包括身高马大的线位和跑动迅速、活动灵敏的接球手。这些运动员都尽其所能。橄榄球也被称为世界上最粗暴的运动之一，因为即使具备头盔和肩垫等保护设备，但伤害还是难以避免。尤其是在抢球过程中，运动员会猛烈撞击其他运动员。

草皮脚趾伤

草皮脚趾伤是大脚趾由于在僵硬的人造草皮上运动所造成的损伤。受伤时，运动员的脚趾卡在草皮中，脚趾向后弯曲变形并造成关节囊和韧带拉伤。对这种损伤进行按摩治疗的目的是减轻一些疼痛与不适，并帮助提高脚趾的活动范围和功能。在急性炎症阶段，运动员的脚无法承重。最直接的治疗是，将脚浸在冷水中缓解炎症。在急性炎症反应消退后，可以施加按摩治疗。

治疗方法

治疗从运动员面朝上躺着开始，膝盖下方放置一个垫枕。按摩师在脚的顶部和底部擦上润滑剂，随后施行10次加压轻抚法。接下来对脚的内侧和底部施加3次按压。然后，按摩师沿着脚的侧面和底部施行3次剥离手法，可以在任何疼痛部位停止并保持2至4秒直按压力。随后按摩师将重点放在前脚掌和大脚趾上，用手指施加3次摩擦，每次保持30秒，并保持间隔1分钟。按摩结束时需要在脚的顶部和底部施行10次加压轻抚法。

为了更好地完成治疗，运动员在每个结束动作需要弯曲和伸展大脚趾。按摩师轻轻地推动大脚趾向后拉伸，如果运动员感到不适可以随时反馈。如果脚部和大脚趾仍旧存在余痛，可以将其浸泡在冷水中20分钟，在脚擦干后可以使用局部止痛剂。局部止痛剂每隔一天使用，一天使用3次，直至病症改善。

颈椎刺痛 ▶

颈椎刺痛是指颈部和肩部的神经损伤。据估计，一半以上的高中和大学橄榄球运动员至少经历过一次这一症状。橄榄球运动员之间肩部的相互碰撞非常容易导致颈椎刺痛的产生。这种碰撞的力度迫使肩部下降，头部后仰。颈椎刺痛主要影响到的是肩部的神经网络（俗称为臂神经丛）。当神经紧张时，手臂会感觉有刺痛感并会感到麻木和无力。根据严重程度的不同，这一症状持续时间可以为几分钟到几个月。按摩治疗的目标是减少颈部、肩部以及手臂的不适感，而不是针对此问题进行治疗。

治疗方法

运动员面朝下趴在按摩床上，脚踝下方放置一个垫枕。手臂放在身体的两侧，手掌心朝上。按摩师对运动员手腕到肩部滴加润滑剂并进行加压轻抚法。从前臂到上臂进行加压轻抚按摩，然后在前臂和上臂进行按压法。接下来，对前臂和上臂背部施行3次剥离手法。剥离手法施行过程中如果有疼痛区域，按摩师可以立即停止并在该处施加2至4秒直按压力。随后对手臂至颈部后方施加加压轻抚法。在肩部和颈部后方滴一些润滑剂并开始施行3次揉捏。随后，按摩师沿着肩部顶部到颈部后方施加剥离手法，过程中如果有任何疼痛区域，按摩师应该立即停止并在该处施行2至4秒直按压力。然后沿着肩部顶部和颈部后方进行揉捏，最后对手腕到颈部后方施行加压轻抚法来结束按摩。

为了更好地完成治疗，运动员需要屈曲和伸展颈部。达到颈部屈伸的最大限度时，按摩师可以帮助运动员进行轻拉伸。然后运动员可以进行颈部侧屈练习，缓慢地拉伸。按摩师需注意，在进行颈部侧屈拉伸时，不能使用太大的力度来转动颈部。同时，按摩师可以随时向运动员询问是否不适。如果颈部和肩部仍然存在余痛，应使用冰袋敷20分钟，之后对肩部和颈部使用局部止痛剂。止痛剂每隔一天使用，一天使用3次，直至病症改善。

棒　球

自19世纪以来，棒球一直被称为美国人的休闲时间，因为这项运动在美国开展得最为广泛。目前，棒球在美国是仅次于橄榄球的第二受欢迎的运动。如果身体健康，一个人可以常年打棒球。但是棒球的投掷动作对上肢有一定的要求，出现疼痛或损伤则难以继续此运动。

肩袖疼痛▶

由于肩关节的肌肉群之间的不平衡，所以肩部非常容易受伤。在投掷运动中，手臂需要用较大的力度从外旋位进行内旋。其中的五个内旋肌是前三角肌前束、胸大肌、背阔肌、大圆肌和肩胛下肌。三个负责后旋的肌肉是后三角肌、冈下肌和小圆肌。内旋肌群往往比外旋肌群更加强壮和灵活，这种肌肉的不平衡是引起肩袖损伤的原因之一。

治疗方法

运动员面朝下趴在按摩床上，脚踝下方放置一个垫枕。按摩师在肩部顶部和背部滴加润滑剂，并施行10次加压轻抚法，随后在肩部顶部和背部施加30秒的圆周摩擦按摩。之后对肩部顶部和侧面施加3次揉捏。接下来，对肩部顶部和背部施行3次按压。随后，按摩师沿着肩胛骨顶部、中间和边缘施行3次剥离手法。在剥离手法施行过程中如果有疼痛区域，按摩师可以在该处施加2至4秒直按压力。随后按摩师对肩部后部的手臂施行摩擦法。最后，对肩部施行10次加压轻抚法来结束按摩。

为了更好地完成肩部治疗，运动员需要坐起来并将手臂抬到与肩同高，并使肘关节屈曲90度。然后对运动员肩部进行内旋和外旋的拉伸，拉伸2秒后恢复原状。内旋和外旋分别进行8次。如果肩部仍有余痛，应使用冰袋敷20分钟，随后使用局部止痛剂。局部止痛剂每隔一天使用，一天使用3次，直至病症改善。

肘部内侧肌腱炎

在投掷运动里，最容易受伤的部位是肘部内侧的肘关节韧带。两组肌群起源于肘关节内侧髁：腕屈肌群和前臂内旋肌群。投掷运动会刺激肌肉和肌腱，从而产生炎症和疼痛。治疗的第一步是在按摩开始之前减少急性炎症。

治疗方法

运动员面朝上躺在按摩床上，膝盖下方放置一个垫枕。手臂放在身体两侧，手掌心朝上。按摩师对手腕到肘部滴加润滑剂，并施行10次加压轻抚法。随后从肘部到手腕施加3次按压。接下来，从手腕向肘关节内侧施行3次剥离手法。在剥离手法施行过程中如果有触痛点，按摩师应该停止并在该处施加12秒的直接压力。接下来滴几滴润滑剂到肘关节内侧，并在该部位施行30秒轻柔的肌纤维交错摩擦法。休息1分钟后，在同样的部位再次施加30秒的肌纤维交错摩擦法。最后，施行10次加压轻抚法来结束按摩。

为了更好地完成肘部治疗，运动员需要屈曲和伸展手腕，并在每个位置保持2秒。伸展运动需要进行8次。运动员将手腕转动为手掌向上，然后再转动为手掌向下，并在每个位置保持2秒。需进行8次拉伸。

篮　球

　　詹姆斯·奈史密斯（James Naismith），一位马萨诸塞州斯普林菲尔德的基督教青年会国际训练学校的体育教师，在1891年发明了篮球这项运动。从早期开始到现在，它已经发展成具有全美大学的"疯狂三月（March Madness）"冠军赛和NBA联赛等重量级别的大型比赛的体育项目了。篮球运动员必须具备速度、力量和耐力等素质。快速的启动可以让篮球运动员突破防守球员得分。运动员必须能够从站立状态加速到高速奔跑。运动员必须有足够的力量来起跳并扣篮，同时也需要足够的耐力来完成一场比赛和整个赛季的比赛。当他们进行跳投或扣篮时，他们必须能够控制自己的落地。这种全速奔跑、跳跃和着陆都是在硬木地板上完成的，因此对身体的损害是很大的。

跳跃膝

　　跳跃膝是由于过度使用膝关节，而导致膝盖的髌韧带疼痛并且发炎。髌韧带连接髌骨和胫骨。腿部前侧的股四头肌附着在髌骨的顶部，髌韧带将髌骨的底部连接到胫骨。当股四头肌收缩时，大腿伸直并起跳，从而驱使运动员离开地面。当运动员跳跃后降落时，股四头肌也需要进行落地缓冲。跳跃膝出现后，任何施加在韧带上的压力都会造成疼痛，跳跃或跪姿会加重病症。

治疗方法

　　运动员面朝上躺着，膝盖下方放置一个垫枕。按摩师从膝盖至臀部使用按摩润滑剂对大腿施行10次加压轻抚法。然后在大腿的内侧、顶部和外侧施加3次揉捏。接下来，将按压施加到大腿的外侧、顶部和内侧3次。接着，按摩师沿着大腿的外侧、顶部和内侧施行3次剥离手法，在触痛点停止，施行直按压力并保持2至4秒。接下来，将润滑剂应用于膝关节前侧。按摩师对髌骨的顶部、侧面和底部施行3次肌纤维交错摩擦法，每次30秒，间隔1分钟休息时间。交错按摩应该调节到运动员感觉舒服的程度。最后的按摩技术是从膝盖到臀部施行10次加压轻抚法。

　　结束按摩治疗前，按摩师应该为运动员拉伸股四头肌。运动员侧卧在按摩床上，并将下侧的膝关节抬到腰部，握住上侧腿的脚踝，将上侧腿的膝关节抬高到胸前。伸展上侧的髋关节，使上侧的大腿与躯干形成一条直线，保持拉伸2秒后恢复原状。运动员应该进行8次拉伸。如果膝盖中仍然存在余痛，可以使用冰袋敷20分钟。使用了冰袋之后，每隔1天在膝关节使用局部止痛剂，每天使用3次，直到病症改善。

脚踝扭伤▶

跳跃动作除了对膝关节有一定的损害，对踝关节也有一定的伤害。篮球运动员在起跳落地时由于踩到了另一个运动员的脚而导致踝关节发生内翻。当踝关节落地时发生了任何扭转，力度超过了韧带能够承受的范围则会发生踝关节扭伤。运动员脚踝扭伤时的疼痛取决于发生损伤的严重程度。疼痛和肿胀会使步行变得困难，此时获得适当的医疗诊断是非常重要的。

治疗方法

运动员面朝下趴在按摩床上，在脚踝下面放置一个垫枕。按摩师将运动员的小腿抬至与按摩床垂直，并将按摩润滑剂应用于脚和脚踝。然后运动员将足部朝着天花板。按摩师将双手手指绕着运动员的脚踝。当运动员的足部向按摩床移动时，按摩师的双手同时向下拉。这种技术有助于在急性期后（受伤后48至72小时）减少踝关节的肿胀。该技术进行10次。然后把小腿放回按摩床，把按摩润滑剂施加到踝关节的外侧。在外踝的底部周围施行轻柔的肌纤维交错摩擦法。踝关节的前外侧方的韧带称为前距腓韧带，它是踝关节扭伤中最常扭伤的韧带。对此韧带施行3次轻柔的肌纤维交错摩擦法，每次持续30秒，每次间隔1分钟的休息时间。将压力调节到运动员感觉舒服的程度。

为了完成更好的治疗，应该对脚踝进行拉伸。运动员面朝上躺在按摩床上，轻轻地将脚向下朝着按摩床拉伸，然后将脚朝上进行拉伸。按摩师可以在踝关节的最大角度发力帮助运动员拉伸。每次拉伸保持2秒，并且进行8次拉伸。如果踝关节仍然存在余痛，应该将其浸泡在冷水中20分钟。在擦干足部后可以在膝盖上使用局部止痛剂。每隔一天使用局部止痛剂，一天使用3次，直到情况得到改善。

足　球

在世界上几乎所有国家，人们都踢足球。全球有超过2.4亿人踢足球。足球运动员都是身体条件很好的运动员，因为他们在比赛中一直都在奔跑，需要具有极大的耐力、速度、灵活性和毅力。足球运动员在一场比赛中可能要跑7英里（约11.27千米）。足球运动员通常身材比较苗条，因为比赛中的能量消耗很大。因为足球需要大量的跑动，所以足球运动员的脚踝、膝盖和臀部都是常见的疼痛部位。足球在草地上踢，这是比较好的，否则会造成更多的伤害。足球运动员经常使用身体触球或用头部来顶足球，用头顶球可能导致颈部肌肉酸痛。

腘绳肌拉伤◉

腘绳肌拉伤是最常见的大腿损伤之一，而大腿后群，即腘绳肌则是腿部拉伤的重灾区。当跑步时，股四头肌将大腿向前移动，腘绳肌向后拉动大腿。大腿前面的股四头肌总是比大腿后面的腘绳肌更强。如果腘绳肌变得紧绷，股四头肌的收缩力将会强制拉扯腘绳肌并导致腘绳肌拉伤。将大腿拉伤根据严重程度分级。一级大腿拉伤是最轻微的，二级大腿拉伤比较严重，三级大腿拉伤是最严重的。级别越高，就意味着更大的疼痛、肌肉痉挛和肿胀。

治疗方法

运动员面朝下趴在按摩床上，脚踝下方放置一个垫枕。按摩师在运动员大腿背部使用润滑剂，并进行10次加压轻抚法。随后对大腿后侧，从髋关节到膝关节施行3次揉捏。接下来，对大腿后方膝关节外侧至大腿后方的中心施行剥离手法。在剥离手法施行过程中如果存在触痛点，按摩师可以停下并在该部位进行2至4秒的直接压力。按摩师需要将运动员的小腿抬高至与按摩床垂直并握住脚踝。随后，在不移动小腿的情况下，让运动员将踝关节向臀部发力。在这一动作过程中，如果运动员的大腿后侧仍旧存在疼痛，可以告诉按摩师疼痛的具体位置。按摩师应该按压住疼痛部位，并来回移动腿部。接下来，需要对疼痛部位进行3次轻柔的肌纤维交错摩擦法，每次30秒，每次间隔1分钟休息时间。最后，通过按摩师对运动员的膝盖到臀部的大腿后侧施行10次加压轻抚法来结束按摩。

为了更好地完成治疗，运动员需要拉伸腘绳肌。运动员面朝上躺在按摩床上，保持膝盖伸直并将腿抬高。无论腿停在哪个位置，按摩师都将运动员的腿握住并让运动员屈膝。然后按摩师帮助运动员伸直腿，并保持2秒后恢复原状。保持抬高腿的屈伸练习一共进行8次。运动员的腿部返回按摩床后，再次进行直腿抬高。在运动的末尾，按摩师轻轻地将运动员的直腿向头部方向拉伸，2秒后恢复原状。直腿抬高动作也需要进行8次。如果腿筋中仍旧存在疼痛，可以用冰袋敷20分钟，随后每隔一天使用局部止痛剂，一天使用3次，直至病症改善。

颈部拉伤

颈部拉伤是部分颈部肌肉撕裂的症状。在足球运动中，当运动员用头部顶球时，很容易造成颈部受伤。当球靠近时，在用头顶球之前运动员必须绷紧颈部肌肉。如果颈部肌肉未绷紧，球的速度和重量就会直接导致颈部受伤。头球后颈部累积疼痛感是损伤加剧的信号。

治疗方法

运动员面朝下趴着，脚踝下方放置一个垫枕。按摩师在颈部到背部中间部位涂抹润滑剂，并施行10次加压轻抚法。随后，对颈部和上肩施行3次揉捏。接下来对头部到颈部施行3次剥离手法。在剥离手法施行的过程中如果存在痛点，按摩师应该在该部位进行2至4秒的直按压力。随后按摩师沿着颅骨的后底部施行3次轻柔的肌纤维交错按摩法，每次30秒，每次间隔1分钟休息时间。最后通过按摩师对头部到背部中部的位置施行10次加压轻抚法来结束按摩。

为了更好地完成治疗，运动员需要拉伸颈部。运动员面朝上躺着，使下巴贴近胸部，按摩师轻轻地将其头部往前推，并保持2秒。这一动作需进行8次。接下来，运动员将头部向着耳朵一侧偏斜，按摩师也需要轻轻地推动2秒。两侧的侧屈拉伸各需进行8次。最后，运动员将头部转动至肩部，按摩师轻轻地帮助其转动并保持2秒。肩部两侧各需转动颈部8次。如果颈部仍有余痛，可以用冰袋敷20分钟。使用冰袋之后可以每隔一天使用局部止痛剂，一天使用3次，直至病症改善。

高尔夫

高尔夫运动是2000多年前牧羊人在击打石头的过程中发明的运动。更完善一点的高尔夫运动出现在1000多年前的苏格兰。如今仅在美国，每年大约有2600万人进行高尔夫运动。职业高尔夫球手的存在，让高尔夫这项运动看上去很容易：他们有球杆，他们挥臂打球，能有多困难啊？但是，在现实中，学习高尔夫却非常困难。高尔夫运动的挥杆比起其他运动的挥杆是非常不同的。高尔夫运动的握杆、站姿、身体的旋转、手臂的挥动及发力的掌握等都是导致高尔夫运动难以学会的因素。事实上，每年花在参加课程或俱乐部里学习挥杆的费用也是一笔不小的花费。

由于大多数人的躯干都没有足够的力量和柔韧性来完成一个好的挥杆动作，所以他们会选择通过手臂摆动来挥动球杆。但是，通过摆动手臂而打出高尔夫球是非常费力的。和投掷棒球一样，高尔夫运动挥杆的力量也是从腿部从下往上产生的。运动员站立，绷紧肌肉，力量从脚部传到臀部，再通过身体传达到手臂。正确的力量传导和合适的动力链，才能够产生挥杆的力量。如果肌肉无法正常收缩或放松，那么挥杆也会受影响。

背部疼痛◉

高尔夫运动挥杆的动作会让下腰背承受比较大的压力。背痛是现今高尔夫球手最常遇到的问题。脊柱的旋转应该集中在颈部和胸椎处。对于下腰背而言，腰椎需要稳定性而非过度的旋转。因此，高尔夫运动挥杆的动作会刺激到背部下方，造成肌肉痉挛。

治疗方法

运动员面朝下趴着，在脚踝下方放置一个垫枕。按摩师给运动员腰背涂抹润滑剂，并施行10次加压轻抚法。然后在脊柱的每一侧施行3次按压。接下来按摩师对脊柱两侧施行剥离手法，如果存在触痛点，按摩师应该停止按摩并在该部位保持4秒。随后在背部下方滴加润滑剂。按摩师对背部下方肌肉和臀部上部的肌肉施行3次肌纤维交错摩擦法，每次持续30秒，每次间隔1分钟休息时间。最后通过在背部下方施加10次加压轻抚法来结束按摩。

　　为了更好地完成治疗，运动员需要对下腰背进行拉伸。运动员面朝上躺在按摩床上，按摩师将一只膝盖抬起至胸部位置，轻轻地将膝盖朝着胸前按压来实现下背拉伸。拉伸动作需要保持2秒，并执行8次。随后运动员进行直腿抬高，每条腿进行8次，每次保持2秒，从而达到拉伸效果。如果仍旧存在余痛，可以使用冰袋敷20分钟，随后每隔一天使用局部止痛剂，一天使用3次，直至病症改善。

高尔夫肘

　　高尔夫肘也被称为内侧上髁炎，是发生在肘关节内侧的疼痛和炎症。造成高尔夫肘最常见的原因是使用过度。由于多次重复的挥杆或者挥杆时球杆重重地击中地面，导致前臂肌肉所受压力过大，造成肘部肌肉受伤。

治疗方法

　　运动员面朝上躺在按摩床上，膝盖下方放置一个垫枕，手臂放在两侧，手掌心朝上。按摩师在手腕到肘关节的位置涂抹润滑剂并施加10次加压轻抚法。随后从肘关节到手腕施行3次按压。接下来，按摩师对手腕至肘关节内侧部位施行3次剥离手法。在剥离手法施行过程中如果存在痛点，按摩师应该立即停下并在该部位保持2至4秒直按压力。接下来，按摩师对肘关节内侧施行3次轻柔的肌纤维交错摩擦法，每次30秒，每次间隔1分钟休息时间。最后，按摩师通过施加10次加压轻抚法来结束按摩。

　　为了更好地完成肘关节的按摩治疗，运动员需要通过屈曲和伸展来拉伸手腕8次，每次都需要保持2秒。运动员先将手掌朝上，再将手掌移动到朝下位置，每个位置保持2秒并进行8次。如果肘部内侧仍然存在余痛，可以使用冰袋敷20分钟，随后使用局部止痛剂。局部止痛剂每隔一天使用，一天使用3次，直到病症改善。

网 球

1873年，一位叫沃尔特·温菲尔德（Walter Wingfield）的威尔士男子引进了草地网球运动（他将其称为Sphairistike，显然是根据希腊语"打球"而来的），这项运动最后演变为现代网球。网球运动员必须要具备快速反应能力，能够跟随网球快速前进、后退以及往两侧移动。这一运动要求运动员能够在击中球之前对其运行方向有一个预判。在运动期间，网球运动员必须要保持高速的往返移动。网球拍的拍头要比棒球棒宽很多，但是要打回发出的球并不比击中棒球容易。网球对运动员的眼手协调能力要求很高。运动员需要在球未落地前摆好正确的击球姿势，从而能够保证有机会打回发出的球。打网球最容易导致损伤的两个动作，一是身体随球拍摆动，二是双腿的横向移动。

网球肘 ▶

网球肘也被称为肘关节外上髁炎，是发生在肘关节外侧的疼痛和炎症。造成网球肘的最主要原因是过度使用手臂。由于过度地击打网球，附着在外上髁的前臂肌肉末端的肌腱就会受伤。造成网球肘的其他原因有年龄、不适应剧烈运动、反应时间慢以及重复的离心肌肉收缩等原因。

治疗方法

运动员面朝上躺在按摩床上，在膝盖下方放置一个垫枕。手臂放在两侧，手掌心朝下。按摩师沿着手腕到前臂涂抹润滑剂，并对运动员施行10次加压轻抚法。接下来，对肘关节到手腕的部位施加3次按压。随后按摩师对手腕到肘关节外侧的部位施行3次剥离手法。如果剥离手法施行过程中存在触痛点，可以在该位置保持2至4秒直接压力。接下来对肘关节外侧施行3次轻柔的肌纤维交错摩擦法，每次30秒，在1分钟的休息后，再一次施行30秒的肌纤维交错按摩法。最后，按摩师通过施加20次加压轻抚法来结束按摩。

为了更好地完成肘关节的治疗，运动员需要通过屈曲和伸展来活动手腕8次，每次都需要保持2秒。运动员先将手掌朝上，再将手掌移动到朝下的位置，每个位置保持2秒并执行8次。如果肘关节外侧仍然存在余痛，可以使用冰袋敷20分钟，随后使用局部止痛剂。局部止痛剂每隔一天使用，一天使用3次，直到病症改善。

腹股沟拉伤

腹股沟拉伤也叫作内收肌拉伤，是大腿内侧肌肉的损伤。由于大腿内侧的肌肉过度拉伸，从而导致损伤。内收肌是位于大腿内侧的扇形肌肉，当它们收缩时大腿也会随之贴紧。当腿部肌肉疲乏时，突然的侧向运动会导致肌肉拉伤。

治疗方法

运动员侧卧，下方的腿部保持伸直。按摩师对膝盖到臀部的内侧大腿肌肉涂抹润滑剂，施行10次加压轻抚法，然后对肌肉施行3次揉捏。接下来，从臀部到膝关节，对大腿内侧施行3次按压。随后，从膝关节到臀部的内侧施行剥离手法。如果剥离手法施行过程中存在触痛点，可以在该位置保持2至4秒直接压力。为了找到腹股沟拉伤的具体位置，按摩师需要让运动员触摸内收肌，同时给予一定的对抗或阻力。针对腹股沟拉伤处施行3次肌纤维交错摩擦法，每次保持30秒，每次间隔1分钟休息时间。交错按摩的力度要适当。最后，通过按摩师对膝关节到臀部的内侧进行10次加压轻抚法来结束按摩。

为了更好地完成腹股沟治疗，需要拉伸内收肌。运动员面朝上躺着，按摩师使运动员的腿外展以拉伸内收肌，轻轻地拉伸2秒后恢复原状。这一动作需执行8次。如果仍有余痛，可以使用冰袋敷20分钟，然后使用局部止痛剂。局部止痛剂每隔一天使用，一天使用3次，直至病症改善。

作者简介

迈克尔·麦吉利卡迪

经美国按摩治疗协会认证的运动按摩治疗师，在领域内广受欢迎的专业按摩师。曾与许多优秀的运动员合作，并服务于国际职业网球联合会、美国花样滑冰协会、美国击剑协会并为亚特兰大奥运会等国际赛事提供服务。毕业于佛罗里达按摩治疗学校，并通过佛罗里达州按摩治疗委员会和美国国家的认证，具备提供按摩和体疗服务的资质。在职业成长道路上受益于业内拔尖的运动按摩治疗师本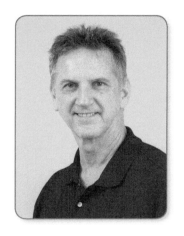尼·沃恩、杰克·米格尔、艾伦·马特斯和里奇·费西。在佛罗里达中部地区的温特帕克拥有自己的按摩治疗学校，并在那里教授运动按摩。

译者简介

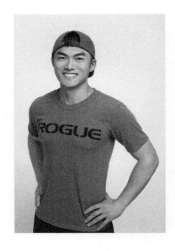

朱宸铄

职业体能训练师、康复训练师、物理治疗师。中国国家高尔夫球队奥运保障队体能、康复主教练。美国国家体能协会认证体能训练师（NSCA-CSCS），美国运动医学学会健康健身管理专家（ACSM-HFS），高级运动理疗师，BBU普拉提国际认证训练师。北京体育大学运动康复专业学士，体能训练专业硕士研究生。在2016里约奥运周期和2020东京奥运周期期间担任国家队特聘运动表现专家。在2014仁川亚运会和2018雅加达亚运会期间担任体能、康复主管教练。有着丰富的职业巡回赛运动员保障经验，服务过李昊桐、张新军、窦泽成、郑洁等一线职业高尔夫、网球选手。2017年全程为高尔夫选手张新军和窦泽成提供体能、康复服务，保障两位选手成功获得美巡赛全卡资格，创造中国高球历史，从而成为中国首位进军美巡赛的训练师、理疗师。